U0029903

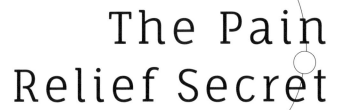

# The Pain
# Relief Secret

How to Retrain Your Nervous System,
Heal Your Body, and Overcome Chronic Pain

釋放疼痛

重新訓練你的神經系統，
療癒身體，
克服長期疼痛的祕方

莎拉・華倫
Sarah Warren

楊琢琪、李忻怡———譯

## 推薦序一
# 面對疼痛，我們「可以」改變！

鄭淳予
腦科學博士暨神經科臨床醫師

謝謝譯者楊醫師的引薦，讓我有機會接觸到這本有關「疼痛治癒」的書籍，看了書中內容後，發現其中許多觀點，都與我多年行醫過程中的經驗和心得不謀而合，後來更得知深受慢性疼痛所苦的朋友，也曾在閱讀本書後獲得十分大的鼓舞和慰藉，讓我十分樂意為這本書的讀者們撰寫推薦序。

## 釋放疼痛，從「理解」開始

身為一位神經科臨床醫師，我的診間每天往返許多慢性頭痛、肢體疼痛、僵硬麻木、慢性疲勞症候群的個案，看著他們深受慢性疼痛折磨，我知道，真正能擊倒他們的，通常不是疼痛本身，而是旁人的誤解，這往往會讓他們錐心刺骨，甚至失去治療的動力。疼痛就像「隱形病」，外觀看不出什麼異狀，但當你處在疼痛時，卻必須花費很多力氣去對抗和調適疼痛帶來的不舒服。好幾次疼痛個案在我的診間潸然淚下，都是因為

疼痛無法被家人、伴侶或是同事理解：「這應該是想要引起別人注意吧？」、「是不是得憂鬱症啊？」、「每天閒在家，哪來那麼多痛！」，這一句句充滿誤解的話語，才是真正擊倒疼痛朋友的致命傷。

麥克・傑克森（Michael Jackson）在1984年拍攝廣告時，被煙火特效大面積灼傷了頭皮，自此之後就算傷口看似癒合，但據說疼痛如影隨形。這就和皰疹病毒感染後的神經痛一樣，雖然感染褪去了，但神經痛卻揮之不去，因為在受傷的當下，神經已經產生質變的損傷，外表看起來沒事，但痛卻在體內撕裂著。

所幸疼痛科學和醫學的日新月異，不同於麥克・傑克森當年的處境，今日透過如《釋放疼痛》書中的闡釋，無論是正在經歷疼痛的人，或是周邊的親朋好友，都能更加深刻了解什麼是「痛」，從真正「理解」疼痛開始，我們才能「停止誤解」，並且知道歷經疼痛的每一天，我們都可以努力讓自己活得更好！

# 「疼痛」、「失眠」、「情緒失衡」的鐵三角關係

書中在疼痛的成因和治癒策略中，十分強調壓力、情緒和睡眠的重要性，提到「長期疼痛者無法好好睡上一覺的比例高達86%」、「有兩處以上疼痛的人形成憂鬱的可能性是六倍」，

這些觀點和我的治療經驗相當吻合:「疼痛」、「失眠」、「情緒」這三者在我的臨床經驗中,幾乎就像是鐵三角關係,彼此緊緊相扣、互相影響。假設有任一個點產生問題,那其他二個點就一定會像骨牌效應一樣,接續著受到牽連,所以換句話說,要讓某個問題獲得好轉,譬如,想要讓疼痛順利消除,絕對不能忽視情緒、睡眠,必須一起調理或治療,身心才能真正有效率地進步!

以睡眠和疼痛的關係來說,我的疼痛個案時常在門診向我抱怨,因為疼痛的干擾,導致無法順利入睡,躺在床上,頭就一脹一縮地跳動疼痛,或是翻來覆去喬不到一個好姿勢,總是腰痠背痛,甚至半夜痛醒或是麻醒,無法安穩地一覺好眠,長期惡性循環之下,因為睡不好,又會加劇疼痛的發作和疼痛感知,一覺醒來往往全身更加疲勞、僵硬。

為什麼「睡不好」會增強疼痛?研究發現,睡眠不足時會增強「大腦皮層主要感覺區」對疼痛的反應,也就是使我們對疼痛更加敏感,更糟糕的是,失眠會抑制我們「微調疼痛」的腦區,讓我們更不容易學習跟平衡疼痛的感知。這或許解釋了為什麼現今的慢性疼痛愈來愈常見,有可能就是如今我們愈睡愈差導致的後遺症!

「壓力」本身更具備十足的殺傷力,書中提到當身體累積長期過量的壓力荷爾蒙,不但會傷害主宰記憶、認知功能的「海馬迴」,造成專注、記憶力的退化,更會進一步活化掌管情

緒的「杏仁核」，這都會使得疼痛感知不斷被放大，讓疼痛感覺起來比實際更糟糕！這也就是為什麼「長期疼痛和焦慮疾患往往彼此強化，造成惡性循環，使人更難脫離疼痛」。

這些臨床發現和研究都再一次提醒我們，治癒疼痛的過程中，我們不只需要關注「痛」本身，更應該將注意力拉回自己不知不覺忽視的生活習慣、姿勢、身體使用模式，從習以為常的「習慣性」下手整治，往往才能真正擊潰造成疼痛的罪魁禍首！

## 「神經可塑性」帶來釋放疼痛的契機

我一直認為腦神經科學中最具關鍵性的突破之一，就是科學家和臨床工作者透過長年的研究一再證實了「神經可塑性」（Neuroplasticity）這個功能，也就是證明了透過覺察、練習和改變，神經迴路、疼痛感知的迴路是可以被修正及調整的，書中就提到「好消息是，我們有能力集中注意力和提升感覺運動的覺察，減低長期的肌肉張力，並且改變姿勢與動作模式。」

其實治癒疼痛的捷徑不是依賴外在的儀器、檢查，往往我們需要的是：改變不知不覺中習慣的姿勢或個性，我們需要的是將注意力重新拉回自己的生活、身心狀態和以往使用身體的舊模式，關注導致疼痛的原因，並且相信自己是可以「主動」改變的。這也是本書中提及「臨床身心教育」（Clinical Somatic

Education）的重要精神，書中對如何進行自我覺察，舒緩情緒、壓力、失眠的技巧，調整姿勢、身體張力和動作模式的練習，都一一詳加闡述，在這裡我就賣個關子，希望大家都能在書中探索適合自己的方法。

## 面對疼痛，我們「可以」改變

我很喜歡書中的一句話：「你是能夠改變的。不論你的壓力多大，記得專注於你能控制的事，你可以改變舊有的壓力習慣，並且協助自己痊癒。」在治癒疼痛的這條路上，的確漫長、艱辛，但我們一起這樣相信著：我們能改變，不假外求地重新建立和訓練新的、好的神經迴路，重整大腦感知線路，取代陳舊、致病的舊迴路，不是因為必須改變，是因為我們堅信自己「可以」改變！

## 推薦序二

# 以疼痛為師
## ——從身心學（Somatics）觀點看待身體的不適

劉美珠

國立台東大學身心整合與運動休閒產業學系教授

美國俄亥俄州立大學身心學博士（Somatics Study）Body-
Mind Centering® Certified Teacher

GYROTONIC® Master Trainer

GYROKINESIS® Pre-trainer

Polestar Pilates Instructor

「疼痛」不是壞事，而是身體發出的訊息，它提醒我們需要休息與調整，它提醒我們身體需要好好的被照顧，並滿足其基本的需求，它也提醒著我們要注意「身體」每個當下的運作狀態。

「疼痛」是人體天然的警報系統，沒有疼痛的能力，身體無法保護自己，也無法得到適時的調整；藉由疼痛的感覺，感受身體的存在，也感受身體的運作方式，進而傾聽身體的內在節奏，重新尋找一個和它工作的方式。

真誠地面對自己的「身體」，謙卑地面對「疼痛」，並以微笑來接受「疼痛」帶給「身體」的衝擊，自然而然，你會知道該如何來面對身體，進而面對自己，減緩疼痛。

「身體」是什麼？「疼痛」又為何？疼痛是上天給你的處罰？還是一個人存活下來的另一種磨練和挑戰？你是個倒楣、可憐的不幸者？還是擁有了一個認識自己，和自己更親密工作的最佳機會？一念之間，存乎個人。與其怨天尤人，對身體忿恨不滿，還不如重新體認自我對待「身體」的態度，以及學習如何面對「疼痛」帶來的不適。當你能夠坦然地面對自我的身體疼痛，放下抱怨與自哀自憐，才能夠真正靜下心來傾聽身體，瞭解疼痛的原因，進而尋找一個和它相處的新模式；如此，也就能逐漸清楚地瞭解自己，更欣然地面對自己，走這一生。

　在忙碌的現代生活中，由於商人的操弄、媒體的操作，以及學校教育的忽視下，身體存在的價值和意義被扭曲了，人們逐漸迷失了身體，也迷失了自己。然而，許多藉由身體探索而解決了自己身體疼痛的人們，卻在世界各地開始提出以「身體為師」，學習傾聽身體的法則與原始律動，瞭解與身體溝通的語言及形式，進而發展出許多方法。他們藉由身體重新認識自己，並從瞭解自己，進而更喜歡自己且接受自己的身體，或甚至面對自己的病痛。他們都一致強烈地呼籲：「該讓富有心靈與智慧的身體（mind body, the thinking body, body knowing）抬頭說話，讓『身體』與『心智』合而為一，互為主、副，並共同合作」；也藉由許多實際操作的身心技法（somatic approach），提供人們與自己身體工作的管道，逐漸形成身心學（Somatics）這個新領域。身心學（Somatics）的興起，基本

上就是源自於個人為了解決自己身體上的一些疼痛、問題，或是對身體現象的好奇，進而對自我身體的重新探索，隨著不斷體驗的過程和經驗的累積，逐漸形成了許多不同派別的身體療法和技巧，並以不同的名稱，如：身體療法（body therapy）、動作治療（movement therapy）、身心整合（body-mind integration）、身體工作（bodywork）、手療工作（hands-on work）及身心技巧（body-mind technique or approaches）在世界各地街坊中流傳開來。

　　本書作者就在這樣的理念下，以臨床身心學（Clinical Somatics）的角度，重新思考疼痛的意義，並以湯瑪斯‧漢納（Thomas Hanna）的身心技法為基礎，提出神經肌肉重新再教育的方法，以協助人們釋放長期緊繃的肌肉，恢復自然的姿勢、動作，並減緩疼痛。作者深信改變想法，就能改變行為模式，人們只要能藉由重新訓練肌肉記憶，就可以擁有預防、減緩和消除許多肌肉／關節疼痛的能力，並保持活力、讓身心愉悅，以及預防身體的退化現象。本書除了整理造成疼痛的各種因素，包括身體的與心理的機制，以及目前處理疼痛常見的方法；並進一步提出在身心教育演進歷程中幾位重要發跡者的故事，讓讀者可以深入了解身心學的基本精神和要義，點出真正能夠根本解決疼痛問題的方法。在身心學者的理念中，人類的身體是有智慧的，而動作是有意義的，回到身體為原點，體會和反省自我的動作經驗、內在的感受和需要，是能夠進一步開

發身體覺察，重新體知身體的使用方式，做自己主人的重要過程。而書中所提出的觀點和連結到網站上簡單易學的練習，就是隨時可以在家裡自己進行的，好像讓自己擁有一把遠離疼痛的鑰匙，引領你從一輩子的疼痛經驗中，找回自己舒適的身體。

　　身心學的提出喚醒了人們重新用一個新的觀點與態度來面對「身體」，它不僅是人們口中的臭皮囊，或是人們眼中的漂亮身材，而是一個充滿智慧、有感知的、能夠自行運作的、不斷地動與改變的有機體。當人們對待「身體」的態度改變了，就能逐漸以一個完全不同的心態來面對「身體」的各種現象，包括「疼痛」的存在。當身體的功能喪失，必有其形成的原因（通常是內在的節奏被破壞、身體使用的方式不當、或過度的摧殘……），而如何能找到身體內在的節奏，重新尋得其運作的律動模式，活化其功能，就得要向身體內在探索，以「疼痛」為師，就能根本地解決問題。

　　樂見愈來愈多的專業人員能投入於身心學領域的學習和專書翻譯，這是一本值得閱讀與學習的好書，引領我們重新反省自己對待身體的態度及面對疼痛處理的方式；從根本的問題著手，才能真正的遠離疼痛，保有愉悅的身心。在此極力推薦！！

　　文字流動中學習到很多，感恩！！

# 台灣身心專家推薦語

## 〈改變化學醫學走向物理醫學〉

李嗣涔

台大前校長

　　世界上超過三分之一的人都在承受某個類型的疼痛，醫師開西藥處方或手術無法創造肌肉模式的改變，很難去除慢性疼痛，本書作者是取得認證的臨床身心教育者，她發現只要透過改善我們慣性使用身體的方式，就可以預防、減輕，甚至消弭大多數的肌骨疼痛。我們必須積極地重新訓練神經系統，以便釋放那些下意識抓緊的肌肉張力，並改變引起疼痛的姿勢與動作模式。也就是從化學方式走向物理方式止痛，我們的疼痛就能愈快獲得好轉。

## 〈重建神經迴路，拿回止痛主導權〉

溫永銳

台灣疼痛學會理事長、中國附醫疼痛中心主任

　　許多慢性疼痛的成因、演變、診斷，和治療，對神經學者

及臨床醫師一直都是極大的挑戰。相同的病因，如：脊椎疼痛，在不同的病人，會有不同的疼痛表現、不同的藥物反應、和不同的生活影響。更糟的是，疼痛在病人是真真實實的存在，但家人、朋友、甚至醫師卻看不見、感受不到。因此，本書帶著大家學習重建體內神經肌肉迴路，讓大腦拿回對身心的主導權，並由自我發動「抗痛」原力。我相信，這對任何人，包括病醫雙方，都是重要且有益的學習。

## 〈改變動作模式的習慣，釋放你的長期疼痛〉

Dr. 53 林頌凱

台灣運動醫學權威資深主任醫師

為什麼有些人的痠痛總是「黏答答」？不管是去按摩、喬骨、復健，還是針灸，總是好個幾天又痛回來？《釋放疼痛》這本書告訴你，關鍵就在於「習慣」！習慣性的動作模式，才是長期肌骨關節退化疼痛揮之不去的根源！為何這麼說？要怎麼做才能改變習慣？進而真正解開疼痛的枷鎖？就讓這本書深入淺出地告訴你吧！

# 〈面對疼痛的新視角〉

阿舟物理治療師

揪健康矯正訓練空間創辦人 李曜舟

　　疼痛、身體緊繃不適等，過去都被專業的醫療人員視為敵人，對於身處在疼痛中的人，更是恨不得馬上擺脫各種疼痛的枷鎖，這本書用過去的研究和經歷告訴你，其實是「我們的身體需要疼痛」。疼痛是一種必要的身體警訊，讓我們避開危險，它想告訴我們：你的身體出現了問題！

　　而該如何面對這樣的警訊呢？有人選擇用止痛藥消炎藥來蓋過疼痛，儘管疼痛與不適會暫時消失，但身體的傷依然持續發生。這本書提供了另一個選擇。用「覺察」出發，仔細觀察身體的好習慣、壞習慣，和各種我們早就習以為常的動作，藉由有意識的學習，找出疼痛真正的根源，重新掌握自己的人生。這本書不只為疼痛治療提供了新選擇，也能讓大家更加認識「身心動作教育」這個迷人的領域。

譯序一
# 讓疼痛專科醫師惺惺相惜的
# 一本疼痛書

楊琢琪

　　身為專業的疼痛科醫師，我在進修各種疼痛治療的過程裡，常常會學習到的是如果某處疼痛的話，可以在哪裡打什麼針、開什麼藥來處理這個問題，但是卻幾乎沒有人在探討這些長期疼痛是如何形成的。於是乎坊間許多受長期疼痛所苦的人只能一而再、再而三地將自己交付給某幾種治療，至於回到生活中如何才能幫助自己，卻幾乎沒有任何概念。

　　多年來，我一直對於長期的肌筋膜疼痛和骨關節退化等問題深感好奇，為什麼有的人年紀輕輕就已經出現脊椎退化的現象，而有的人就算已經年過七旬，脊椎仍能保有青春的樣貌？除了遺傳以外，這背後一定還有某些可改變的因素，我相信只要能夠掌握這些因素，我們就能決定自己身體的走向！

　　我在搜集、整理與消化了大量的資料和學術文獻之後，從2018年開始舉辦「認識疼痛」的推廣講座，鼓勵大家去掌握長期疼痛背後的可控因素，進而幫助自己逐漸擺脫疼痛的糾纏。那時常常有很多想說的概念，但礙於講座的形式，只能挑選少

數幾個重點，幾回下來，也讓我萌生了想把這些資料整理成文字的念頭。就在這個時候，我偶然尋找到這本書，並且驚訝地發現作者莎拉・華倫竟然已經把大部分我想說的事給寫出來了！

莎拉雖然不是生物醫學相關背景，但基於對身心動作教育的熱愛，以及一份想要帶著大家脫離疼痛的使命感，她爬梳了許多學術文獻、研究報告，整理出一個清晰的脈絡，跟著這個脈絡走，你將會看到科學家們如何從不同的面向剖析疼痛、各種疼痛處理方法的比較、影響疼痛狀態的諸多因素，一步一步走到核心關鍵，也就是「習慣性的動作模式」。再從這個核心出發，她進一步地以文字和影片的練習，引導大家認識自己的習慣性動作模式，開啟改變的契機。

我非常認同作者對於「主動性」和「整體性」的觀點，主動性指的是個案主動參與整個學習的過程，即使是他沒有在發力做動作的時候，他的專注力也投注在身體的本體感覺；主動性的另一層意涵是個案能夠（也應該要）學習掌握對自己的控制，而不是一味地將自己交給某種治療師。而整體性則體現在書中所附的練習裡，舉例來說，當你在進行「腕隧道症候群的練習」時，你會發現動作不止局限於腕關節，而是包含了肩關節、頸部、軀幹，甚至是呼吸！

雖然近年來陸陸續續有以「疼痛」為主題出版的中文書籍，但就哲學觀、實用性和論述脈絡來看，這本書特別地出色，因

此讓我迅速決定投入翻譯，讓中文讀者們能夠認識這些重要的概念。

條條大路通羅馬，基本上任何方法只要兼具主動性和整體性的精神，都是逆轉長期肌骨關節退化問題的好方法。雖然本書的背景是「臨床身心教育」，我也想鼓勵讀者們別拘泥於方法的名稱或派別，而是帶著開放的心，品味各種身心動作教育方法的核心精髓。

不論你是自身受疼痛困擾的人，或是幫助他人舒緩疼痛的專業工作者，我都祝福你們在閱讀本書的過程裡，找到適合你的，釋放疼痛的關鍵心法！

# 譯序二
# 化被動為主動，身心學帶我走出疼痛

李忻怡

　　當我翻譯這本書的時候，總回想起這一路與身心學（Somatics）的相遇，以及為何將身心學視為我畢生的志業，其中有好多的經驗正如同作者莎拉・華倫在書中所寫的一樣。

　　當年十八歲正對未來充滿憧憬的我，如願進入舞蹈系就讀，一切看似美好之際，卻這麼被疼痛纏上，好長一段時間我認真看醫生、做復健，狀態卻不見好轉，最常聽到的是：「痛就休息，不跳就好！」。獲得這樣的回應對於熱愛跳舞的我來說，真是挫折與難受，可是好像也沒有其他辦法來改善疼痛，就這麼度過好長一段與疼痛對抗的時光，對於未來也充滿著徬徨。直到遇見身心學，我開始嘗試更多的向內覺察、傾聽身體，以及改變舊有的習慣與動作模式，終於慢慢得以從束縛我的疼痛中解脫。

　　身心學對我來說就像是份珍貴的禮物，這些年透過持續學習身心學，不僅幫助我克服因受傷而產生的長期疼痛、重新找回身體的自主權與自我認同，也幫助我從不同角度去看待事

情，並從中發現新的可能性，甚至翻轉面對疼痛的想法。從原本認為痛就是來折磨我，到現在能真誠感謝這些身體感受——它們也只是要提醒我們留意那些被忽略的重要事情。由於自己深深受惠於這份禮物，期盼能藉由翻譯此書將這份禮物送出，讓更多人透過身心學的學習，給予生命不一樣的選擇。

身心學是一門「經驗」的科學，除了大腦理解訊息外，實際親身參與相當重要。很棒的是這本書附有練習影片，讓讀者透過文字得到專業知識外，也能應用其線上資源自我練習。每一個練習影片都不算長，是作者考量不同病症下提供的大方向練習，練習時要提醒自己不要勉強，若想完整學習臨床身心學，莎拉・華倫官網提供進階課程。如果你傾向有教學者引導，書末整理了一份台灣各地不同方法的身心學教學單位（雖然在台灣未有專門教授臨床身心學的教室，但其實不同方法的核心概念其實都是互通的），提供參考。

我要特別感謝國立台東大學身心整合與運動休閒產業學系的劉美珠教授，和臺灣身心教育學會的林慧敏理事，他們多年來致力推動台灣與國際間身心學領域的交流，對於翻譯詞彙的定調既忠於原意又便於理解，在翻譯過程中為我提供了許多重要建議。特此致謝。

謝謝你翻開這本書，深深祝福你，期盼讀者對於疼痛能有另一番的看見與選擇。

# 目錄

**推薦序一**　面對疼痛，我們「可以」改變！　鄭淳予　003

**推薦序二**　以疼痛為師——從身心學（Somatics）
　　　　　　觀點看待身體的不適　劉美珠　008

**台灣身心專家推薦語**　李嗣涔、溫永銳、林頌凱、阿舟　012

**譯序一**　讓疼痛專科醫師惺惺相惜的一本疼痛書　楊琢琪　015

**譯序二**　化被動為主動，身心學帶我走出疼痛　李忻怡　018

醫療免責聲明　023

前言　為何我們會陷入疼痛之中　025

第一章：疼痛如何影響我們的生活　035

第二章：我們是怎麼感覺到疼痛的　049

第三章：為什麼壓力讓疼痛惡化　083

第四章：肌肉記憶是如何形成的　107

第五章：為何我們會喪失控制、感覺與覺察　123

第六章：常見止痛治療的好處與缺點　135

第七章：身心學教育的演進　153

第八章：臨床身心教育　181

第九章：壓力與姿勢　191

第十章：為什麼有些人會形成側彎　209

第十一章：個性與姿勢　　　　　　　　　　　　　219

第十二章：自動化的模仿　　　　　　　　　　　　227

第十三章：運動員訓練　　　　　　　　　　　　　231

第十四章：我們的模式如何導致常見的疼痛　　　　239

第十五章：如何讓自己脫離疼痛　　　　　　　　　263

第十六章：往前邁進　　　　　　　　　　　　　　289


**附錄**　臺灣身心動作教育推廣單位　　　　　　　295

# 醫療免責聲明

　　這本書並非用以取代醫師的醫療建議。讀者應就健康議題規律地向醫師諮詢，特別是涉及可能需要診斷與醫療照護的症狀。

隨著年齡的增長，我們的身體，還有生命，都應該持續地昇華，直到最後一刻。我相信我們每個人的心中都會感到：這才是生命應該要活出的樣子。


　　　　　　　　　　　──湯瑪斯・漢納博士（Dr. Thomas Hanna）

　　　　　　　　　　　　　　　　　　　漢納身心教育創始人

# 為何我們會陷入疼痛之中

　　我們身處於一個醫療技術突飛猛進的時代。當舊的髖關節磨損時，醫師會幫我們裝上新的；阻塞的動脈可以用新的來取代；大多數的狀況也可以靠藥物來控制。科學家在實驗室裡可以培養出新的部分身體，醫師們使用機器人來為千哩之外的病人施行手術已是家常便飯，這一切聽起來就好像是科幻電影的情節。

　　在幾個世紀以前，這根本就是不可能的事，甚至無法想像。當時，人們還在煩惱著如何消除猖狂橫行的病毒和細菌感染，只要一個爆發就帶走數千人命。那時施打疫苗被認為是當代醫學最偉大的成就，這讓傳染病的「大流行」在世界大部分的地方成為遙遠的記憶。

　　由於健康的外在威脅幾乎被清除，在許多國家，人類的壽命延長了，卻也為那些可能會讓生活品質惡化的新威脅開了後門。在西方世界，人們成功主宰了環境，但隨之而來的是久坐的生活型態、人工毒素、營養缺失和充滿化學添加物的食品，以及各種新興的壓力，都使我們猝不及防，難以招架。

　　因此，即使我們大多數人的平均壽命逐漸增長，卻在其中

面對無數的內在威脅：心臟病、高血壓、心理疾病、潰瘍、癌症、自體免疫疾病、肥胖、糖尿病、長期疼痛和身體退化，這些已成常態。我們不但接受了這個現象，甚至還假定中年之後就是會經歷這些狀況的其中一個（或是好幾個）。

有鑑於不久之前，大多數健康的威脅都來自身體之外，因此以外加的方式給予抗生素、疫苗或手術來處理病痛，在當時是很適當的。然而儘管西方醫學每天都在創造奇蹟，它卻未能成功地應對某些我們今日所面臨的內在威脅。太多人為長期疼痛、行動力喪失和肌肉骨骼退化所苦。科學顯示，我們可以預防甚至反轉這些令人折磨的困擾，但是很少有人能得到他們所需的適當幫助與處置。

雪上加霜的是，製藥公司開發的藥物強力地將生活型態相關的慢性病與長期疼痛納入掌握之中。這些藥物為人們帶來假象，讓人誤以為我們的病況正在被治癒，但實際上藥物完全沒有處理到根本的因素。

人們仰賴醫師的藥物和手術做為治療，這讓我們愈來愈難意識到，我們對於自己的健康其實擁有極大的控制能力。談到肌肉關節的疼痛與退化時，這個思維障礙特別地顯著。

「我們的身體無可避免終將損壞，過程中我們一定得經歷疼痛」這個迷思如此深植人心，以至於幾乎沒有人停下來思考為什麼損壞會發生，還有這是否可能避免。最後，疼痛的相關研究僅只是著眼於控制疼痛的新藥開發，和修理磨損關節的手

術新技術，而探討身體機能衰退根本原因的研究卻乏人問津。

　　儘管長期疼痛的成因眾多，包括癌症、自體免疫和神經病變（neuropathy），大多數的肌骨疼痛和退化的發生是來自於我們使用身體的習慣性方式。我們行、走、坐、臥的方式讓肌肉長期地緊繃痠痛、讓關節神經受到壓迫、讓骨骼承受壓力，往往一點一滴地積累，直到我們發生顯著的疼痛，或是造成身體結構的損傷。

　　我們每個人終其一生都發展出自己獨有的站立與移動方式。多數的動物離開子宮時就已經知道如何移動——你可以想像幼鹿出生後不到一小時就能搖搖晃晃地站著，而且很快就能跑來跑去；但人類卻需要至少一年的動作學習才能達到相同的熟練程度。大多數的動物在幾年內就已完成動作學習的歷程，我們卻可以一輩子持續學習新的動作技巧和習慣。

　　我們根據各式各樣的因素發展出肌肉的模式：肉身與情緒環境、壓力反應、人格、受過的傷、從事的運動、身體訓練，這些種種都促成了我們的慣性姿勢和動作。這個不可思議的學習能力讓我們與其他動物不同，也無可避免地讓我們每個人都發展出非常獨特的肌肉習慣模式。在這個星球上，沒有其他人會用和你一樣的模式行動。

　　你或許很熟悉這個學習過程：也就是我們發展出肌肉記憶的方式。當我們重複某個動作，比如揮高爾夫球桿，參與控制這個動作的神經元（neuron）連結就會發展得愈來愈強。既有

的突觸（synapse）更有效率地發動，還有新的突觸會形成。因此，當我們愈常練習，揮桿就會變得更自動化、更穩定，而且更有力量。

雖然被稱為「肌肉記憶」，但肌肉本身其實是沒有記憶的。它們是由神經系統控制，神經喜歡盡可能地有效率，因為快速做決定有助於生存。當神經系統注意到我們持續地重複相同的動作或姿勢時，它會開始讓那個動作或姿勢變成自動化。隨著肌肉模式的學習愈來愈深化，對於這個模式的控制和記憶會轉移到不同的腦區。這個過程讓負責做自主決策的腦區得以專注於那些需要意識關注的新事情。

習得肌肉記憶的這個過程不僅限於運動員，也不限於學習如游泳、揮桿等這般複雜的動作模式；在你一輩子的每一天當中，同樣的學習過程隨時都在神經系統裡進行著，包括當你整天坐在桌子前，或是晚上窩在沙發裡看電視時也是如此。

有些人選擇有意識地運用他們的肌肉記憶：積極地對某些肌肉模式訓練、再訓練，以便達成像是贏得奧林匹克的獎盃、施行心臟手術、打字更快速等等目標。不過多數人沒有意識到自己正參與在這個持續的過程裡：下意識地強化舊的動作模式，同時學習新的。

這個內建的自動化學習過程，為的是輔助一個重要的演化目的。想像一下千百年前肌肉記憶對於生存是多麼地重要。回到那個時代，我們的祖先只有最快、體格最精實的個體才能存

活，在遭逢壓力時能夠快速、自動化地動作的能力，往往是決定生死存亡的關鍵。

時至今日，你我的生存不再取決於快速的動作，然而肌肉模式的學習和自動化過程已經深植在我們的神經系統裡。不管我們想不想要，它都會這樣運作。多數時候，習得肌肉記憶還是大有好處的。如果沒有它，我們得花上一整天試著搞懂怎麼刷牙、著裝上班；光是要完成那些最基本日常生活的任務，所需的意識決策和自主動作就已經足以讓我們忙昏頭。

不幸的是，這個自動化學習過程也很容易發展出有害的肌肉習慣。由於神經系統希望幫我們盡可能地提高效率，當我們選擇重複某個動作和姿勢時，神經系統就會把它記起來，不管那個姿勢動作是否可能引發疼痛，或是時間久了會不會有害。一旦學會了，習慣成自然，就變得好像天生的、無法改變。實際上，這只是深度學習的結果，只要你學會如何重新訓練神經系統，就能改變這個看似無法撼動的結果。

我們身為人類這個物種，自動化學習的過程早已是神經運作的一部分。但為何直到近代，長期肌肉與關節疼痛才成為如此普遍的問題？其中一個原因是：我們的壽命延長了。活得愈久，愈有時間讓肌肉習慣發展，而某些我們所培養的習慣也愈有機會造成身體的損傷。當我們年齡漸長，習得的習慣變得更深化，它們對健康與功能的衝擊也更巨大。

然而，明尼蘇達兒童醫院與醫學中心（Children's

Hospitals and Clinics of Minnesota）的研究員在2016年發表了一份回顧文獻，顯示全球20%-35%的兒童與青少年有長期疼痛的經驗；而2017年對2,732位波蘭兒童與青少年的調查發現，67%有一種以上的不正確姿勢。造成這些年輕人長期疼痛、姿勢不良的原因顯然不可能是老化。這帶出了疼痛愈來愈普遍的第二個原因：重複與久坐的生活型態。重複的活動，不論是玩上好幾個小時的電動遊戲，或是運動的競賽，都會快速地生成習慣性模式。久坐是很傷的，當我們的身體沒有在動的時候，肌肉變緊、結締組織失去彈性、壓力在關節和神經上累積。我們需要整天保持活動來維持健康，同時也需要以多元的模式來活動身體，以避免肌肉關節損傷和長期疼痛。

第三個造成這麼多疼痛問題還有身體毛病的原因，是我們在每天的生活裡所面對的壓力類型。當前的生活型態和以往人類歷史中的樣子截然不同。人類的神經系統演化成應付短期的、威脅生存的壓力源，像是被老虎追，或是找不到食物。但是時至今日，我們已經鮮少在肉身層次受到威脅，反而將較次要的壓力當做是大危機，例如交通路況，或是迫在眉睫的截止期限；而且這些心理壓力源往往不會消失，使得我們的壓力反應持續地活化。你將會在這本書中了解到：壓力會提升肌肉張力、誘發姿勢反射、增加神經系統所感知和產生的疼痛，這些都會引發和加重許多的疼痛狀況。

許多我的個案在來找我之前，已經試遍了所有他曾經聽過

的方法，想要藉此舒緩他們的長期疼痛，如果你也和他們一樣的話，你就會知道大部分一般人所熟知的疼痛舒緩方法其實都不甚理想；之所以效果不彰，是因為它們沒有處理到問題的根本原因：我們使用身體的習慣方式。

治療師讓我們被動地接受身體結構推拿正骨，像是按摩和脊骨神經調整（chiropractic adjustment），企圖以這些外加的方式來修復疼痛。這些治療師錯誤地假設身體的結構是問題所在。然而真正的問題是神經肌肉系統運作的方式，而這只能透過主動學習的過程來改變。為了保持我們不受疼痛侵擾，我們得要透過神經系統的「線路重接」（rewiring）來改變過去你已習得的肌肉模式。

我們慣性的站立和行動的方式導致肌肉關節的疼痛退化，這早已不是新聞。許多健康專業人士都認同這項事實，但他們仍持續嘗試藉由調整身體結構來試圖修復肌肉骨骼的問題。當他們的技術成效有限時，人們的疼痛和退化便成了看似無解之謎。人們或許會歸因於過度使用和老化，並且認為已經沒有方法可以改善他們的狀況。但是這項假設其實錯得離譜。

事實上，這本書所呈現的新資訊，將能夠從根本來改變生命：藉由重新訓練肌肉記憶，我們是有能力消除多數的肌肉與關節疼痛問題的，還能同時預防退化。過往的一百多年之間，我們對神經系統的運作方式已有更多的認識，加上動作技巧的大量探索，使得身心動作教育者們能夠掌握方法，來改變我們

深度學習後所養成的肌肉模式，並進而釋放下意識裡持續保持的張力。許多案例的成果看似奇蹟，但那就只是科學罷了。這些已經發展出來的感覺動作教育方法將會改變醫學社群和整體社會對於肌骨疼痛和退化的觀點。

也許在五年後、五十年內的未來，關照神經肌肉功能的概念將會相當於健康飲食與運動一樣普遍。屆時人們將能普遍地接受這樣的觀點：我們是有能力來預防肌肉關節疼痛與退化的，就如同我們也有能力預防心臟病、肥胖和糖尿病一樣。我們看待健康的觀點需要有重大的改變才能走到這一步，而這遲早會發生。

# 為什麼我會寫這本書

當我在探索動作、瑜伽和物理治療等諸多不同方法時，我得知了一個開創性的感覺動作教育，它的名稱是臨床身心學（Clinical Somatics）。我讀到《身心學》（Somatics）這本湯瑪斯・漢納的經典著作時，當即意識到我發現了不得了的東西。我開始練習他的動作技巧，並且感覺到那些多年來因為密集芭蕾訓練所留下的舊傷與長期緊繃逐漸地融化。我變得愈來愈活絡、更放鬆，不再受到疼痛與身體不適的侵擾。我開始運用臨床身心學的練習來訓練神經系統至今已11年，回顧這段時間，我的身體感覺像是時光逆齡倒流。我從未想過40歲的身體竟

然能夠比20歲時感覺更好！

　　我撰寫這本書的目標是說明哪些是造成大多數肌肉關節疼痛的原因，以及為你展示藉由神經系統的再次訓練，你將會擁有預防、減緩和消除許多疼痛狀況的能力。我已見過多年來受背痛、頸痛、髖部疼痛、坐骨神經痛、脊椎側彎和其他令人折磨的肌骨狀況，卻在幾週之內完全消失。儘管許多人深信我們一定會隨著年齡增加而朽壞，但其實我們大可不必如此。我們可以預防、舒緩大部分的肌肉關節疼痛，我們可以保持活躍，可以使身體感覺很棒，而且我們可以靠自己做到。

## 你會學到什麼？

　　在這本書中，我們將從神經系統為何與如何產生疼痛的感覺，以及壓力如何讓疼痛惡化這些開始談起。接著討論動作學習，還有習得的肌肉習慣如何使我們置身疼痛，甚至造成身體的損傷。在自癒的過程裡，認識痛覺科學和動作學習的科學是很重要的部分。了解腦部與身體的內在運作，能夠為自己創造不可思議的力量。備齊這些知識後，你將不再為疼痛感到無望，你將更能掌握導致疼痛的關鍵，並且得以一勞永逸地修復這些困擾。

　　貫串本書，我們將探討習慣性姿勢與動作模式如何導致諸多狀況，如坐骨神經痛（sciatica）、脊椎側彎（scoliosis）、腕

隧道症狀等等。你會了解到反覆的日常活動、運動員訓練、壓力，甚至個性等因素，如何促成肌肉習慣和疼痛。

你將讀到身心學的先鋒教育者的故事，他們協助建立了神經肌肉教育的方法，這將可能改變你的生命，以及每一天感受身體的方式。藉由操作臨床身心學的練習，你將學會如何脫離疼痛的泥沼，保持自己不受疼痛侵擾。你將會對於日常生活中你所做的那些可能導致或加重疼痛的事情變得有覺察力。你將獲得所需的工具與知識，將自己從疼痛的枷鎖中釋放出來，在生命之流裡繼續前行。

這本書是獻給你的，不論你是誰、幾歲、有沒有長期疼痛。既然生而為人，就容易受到習得肌肉習慣的累積影響。我希望能啟發你、引領你取回肌骨健康的控制權，這個過程需要一些時間和投入，而且只能由你來做，由內而發。我保證你會獲得回報：舒緩自身疼痛的能力、放鬆長期維持的肌肉張力、讓你終身能夠改善姿勢和動作，而這將遠超過你所投入的努力。

你在本書中學到的資訊和練習將永遠地改變你的感覺、動作以及你生命的品質。

讓我們開始吧！

# 第一章
# 疼痛如何影響我們的生活

　　正在閱讀這本書的你，或是你所認識的某個人，或許正受長期疼痛所苦。在美國，每三個人中有一個，至少一億人與長期疼痛一起生活。這是個折磨人的狀況，它影響我們的工作、運動、專注、放鬆、基本家務、好好睡一覺，還有完整享受生命的能力。那些讓人們逆來順受的疼痛多到讓人驚訝：世界上超過三分之一的人，在他們大部分或全部的時間都在承受某個類型的疼痛。在美國，與長期肌肉骨骼疼痛共存的人數，幾乎是患有心臟病、中風、癌症和糖尿病加起來的總人數的兩倍。

## 疼痛的驚人代價

　　在美國，疼痛造成的失能是心臟病的五倍。當疼痛治療的醫療支出，和疼痛所導致的缺勤與生產力減損全部加總計算，每年對美國經濟的消耗大約是6,000億美元。做為對照，心臟疾病每年花費國家3,170億美元，癌症則是1,250億，因此，長期疼痛的代價，比心臟病和癌症加起來還多。但因為長期疼痛不是個立即威脅生命的情況，找出真正解決之道的需求沒那麼

迫切。多數人因為沒有人提供他們脫離疼痛之道，因而相信他們只得用藥物控制，同時與疼痛共存。

美國每人每年花在疼痛的費用大約是 2,000 美元，這數字不只是針對疼痛者，而是由每個男女、小孩共同平均分攤下來的金額。一項由「研究！美國」（Research!America）發起的調查發現，57% 的美國人認為疼痛研究應該成為某項醫學界的頭號任務，他們也願意以每週多付一美元稅金，來增加聯邦政府對疼痛研究與治療的基金挹注。

與其把錢花在開發新的止痛藥，我們應該轉而積極將研究經費放在設法了解疼痛的背後成因，並探索真正的解決之道。如果不這麼做的話，受疼痛所苦的人數還有健康照護系統的支出，都會持續上升。

## 會痛是嗎？這裡有藥可治

許多疼痛患者的第一站是藥局，一如多數醫師的第一步：開藥。從 1990 年代到 2012 年，止痛藥處方的開立比例一飛衝天。這樣的增加，某部分是因為 1990 年代出爐的一些研究主張：強效的類鴉片（opioid）止痛藥如嗎啡（morphine）、可待因（codiene）、羥考酮（oxycodone）和氫可酮（hydrocodone），或許不像以往認為的那麼容易成癮。儘管後來的研究顯示，類鴉片實際上是屬於高度成癮性的，但是傷害已經造成了：醫師

們開始更無顧忌地開立這些藥物。

　　同時，疼痛患者大聲疾呼，認為自己沒有受到足夠的治療，這又讓製藥工業逮到機會順勢而行。1996年普度製藥（Purdue Pharma）推出疼始康定（OxyContin）時，它發動了來勢洶洶的宣傳活動。該公司主導舉辦多場疼痛治療的論壇，鎖定那些會大量開立止痛藥的醫師，增加給業務代表的佣金，甚至提供該藥物的免費處方。這個策略奏效了，疼始康定的銷售在短短四年內從4,800萬美元成長到將近11億；到了2004年，疼始康定成為美國濫用最嚴重的藥物之一。

　　2011年，高達2.38億份成癮性止痛藥（narcotic pain medication）的處方籤充斥著美國。而儘管2013年後處方比率已經開始下滑，2017年每100位美國人仍得到了57張類鴉片處方籤。為了設法控制這個局面，疾病管制中心（Centers for Disease Control）開始草擬規範以限制類鴉片處方開立的頻率與天數。

　　處方用類鴉片藥物會和特化的神經末梢結合，和海洛因（heroin）這樣的非法類鴉片以相同的方式作用；其所導致的止痛和欣快感（euphoria）讓這些藥物不只效力高，成癮性也高。僅需一週規律地使用類鴉片藥物，就足以造成依賴性，腦部會開始仰賴藥物以維持正常功能。反覆接觸類鴉片，則會導致藥物耐受性（tolerance），這使得腦部需要更多的藥物來達到和以往相同的效果。到頭來，常常是類鴉片的使用比疼痛的狀況拖

得更久，導致一輩子的成癮，甚至是死亡。

　　類鴉片處方藥的容易取得性、它們導致依賴的速度，還有它們產生令人渴望的感覺，造成了高度的濫用。目前對處方止痛藥有依賴或濫用的人數，是古柯鹼（cocaine）成癮者的兩倍之多。四分之三的類鴉片處方藥成癮者所使用的藥物，實際上原本是開立給其他人使用的，這些藥物的來源多數是跟親友們要來的。

　　擁有一張醫師開立的成癮性止痛藥處方簽，常常帶給人們一種虛幻的安全感：他們認為把這些藥給朋友，或是放在容易取得的藥櫃中也沒有關係。但在1990年代，隨著這些藥物變得愈來愈唾手可得，它們快速地取代了鎮靜劑的地位，類鴉片成癮的現象也在十年之內變為三倍之大；成癮者們普遍地濫用這些藥物，這樣的結果簡直就是悲劇。

　　從2016年到2017年，僅僅一年之間，因為處方止痛藥用藥過量而到急診室求診的人數就增加了34%。隨著成癮者對藥物的耐受度逐漸提升，他們常常會尋求更大劑量的止痛藥，導致呼吸變慢到完全停止，造成致命的藥物過量。時至今日，因為處方類鴉片過量相關的死亡數，已經超過了古柯鹼和海洛因兩者加總起來的數字。

　　如今濫用、成癮和過量的危險性已經受到重視，製藥廠競相發展抗濫用的藥物。有些新藥物在製程上確保其中的有效成

分緩慢釋放，有些則是以難以壓碎的外殼做為安全保障[1]。美國聯邦食品藥物管理局（US Food and Drug Administration）開始強力支持那些有抗濫用性質的藥物，並將某些較易被濫用的產品下市。

這些安全措施確實是開始邁向正確方向的一步。然而，輕易取得這些會被濫用的處方止痛藥只是整個問題中的一部分。更關鍵的是，從最一開始，這些藥物就被過度地開立，許多接受藥物的病人沒有經過篩選，成癮後也沒有獲得治療。可怕的是，對於如何開立管制藥和辨識成癮症狀，許多醫師在醫學院其實僅僅接受過數小時的訓練；有些人甚至完全沒有接受過任何相關訓練。

目前，有愈來愈多的行動在推展關於安全處方的醫師教育，以及限制類鴉片的發藥量與開立的時機。雖然許多人因為意識到成癮的風險而支持這個浪潮，也還是有其他人擔心會有其他潛在的負面影響：年長或住在偏遠地區的病人往往難以前往就醫，太嚴格的限制會讓他們難以領藥。而較為嚴格的藥物處方規範，將使得長期疼痛患者轉為尋求非法藥品。許多對處方類鴉片成癮的人或許會改用海洛因，因為它在美國容易取得而且相對便宜。

歷經了這些由過度處方衍生的麻煩，你或許希望至少有一

---

1　藥物的外殼不會被壓碎，而透過小孔緩慢釋出，外殼最後會排出體外。

些長期疼痛患者會從中得到一點舒緩。然而事實是，大約只有一半的處方止痛藥能夠有效地舒緩控制疼痛，這是個成功率沒那麼高，但卻產生許多嚴重風險的處置。

## 開刀總行了吧?!

當藥物不管用了之後，許多美國人轉而做手術以尋求一些疼痛舒緩。

藍十字藍盾協會（Blue Cross Blue Shield）的報導指出，非急需的骨科手術比率從2010年到2017年增加了44%；而接受這類手術的病人年齡層愈來愈年輕。美國國家健康統計中心（National Center for Health Statistics）發現在2000年到2010年之間，45歲到54歲這個年齡層接受髖關節置換手術的人數，成長為三倍之多。

髖與膝關節置換這類手術的功效持續地餵養並助長著一種新的心態：我們的身體不可避免地會故障，但是沒關係，我們只要換關節就好啦！

這個心態讓人們壓榨自己的身體直到它壞掉，而非花時間尋求物理治療等非手術的方式來解決疼痛。因此，每年愈來愈多人接受非急需手術，將健康保險的支出愈推愈高。

這個問題重要的範例就是那些為背痛所進行的手術。背痛是美國人最常經驗的疼痛類型，也是未滿45歲的年齡層中造

成失能的主要原因。因此毫無意外地，脊椎手術成了最常見的骨科手術類型——每年在美國施行120萬次。2018年發表在《脊椎期刊》（Spine Journal）的分析發現：2004年到2015年之間，在美國實施的非急需脊椎手術（elective back surgery）數量增長了62%。然而，脊椎手術並不如關節置換手術那樣可以為病人創造可預期的改善。

一份針對患有腰椎狹窄（lumbar stenosis）的聯邦醫療保險（Medicare）受益人分析，檢視了複雜性脊椎融合手術（complex spinal fusion surgery）對比於單純性減壓手術（simple decompression surgery）的施行率與預後，這份調查發表在《美國醫學會雜誌》（Journal of the American Medical Association, JAMA），顯示短短五年內，複雜性融合術的施行數量增加了15倍，而再住院和危及生命的併發症的比率也隨著術式的複雜度而上升。複雜手術的平均費用是美金80,088元，比單純減壓術（美金23,724元）的三倍還多。

理所當然地，醫師和病人雙方確實會被新技術和更侵襲性的術式所吸引，因為他們希望獲得更好的結果。病人也想要他們的疼痛得到快速又有效的解決。但是，許多病人卻僅僅因為手術是選項之一，就誤以為手術會矯正這個問題。畢竟，如果沒效的話，又怎麼會有人為背痛做手術呢？

手術除了是舒緩疼痛最昂貴的選項以外，它的預後並不一致，常常還是有害的。2001年發表的大型世代研究（cohort

study）中，研究者回顧俄亥俄州（Ohio）1,450份勞工賠償的案件，這些案主被診斷為椎間盤退化、椎間盤突出或神經根病變（radiculopathy——神經壓迫）而可能要接受脊椎融合術。在接受手術的病人中，26%在兩年後重回職場。而那些沒有接受手術的病人卻有67%返回崗位。74%的病人接受脊椎融合術後無法成功地舒緩疼痛和減少失能，而選擇不接受手術的病人好起來的可能性則是選擇手術者的2.5倍。

這份研究還發現，那些接受手術的病人每日所使用的類鴉片止痛藥增加了41%，暗示手術可能反而為更多的疼痛起了頭，導致對類鴉片的依賴。

脊椎手術失敗率這麼高的一個原因是，許多人被誤判認為適合手術。但實情往往是這樣：如果背痛的病人和他們的醫師花一些時間進行物理復健，他們往往可以避免一場手術。在一場美國疼痛醫學會（American Academy of Pain Medicine）的年度大會之中，醫師專家小組主持了一個以「背部衰敗症候群（Failed Back Syndrome）」[2]為題的會議，會中討論到為背痛病人所實施的手術過於浮濫，而且成功率偏低的議題。醫師們的報告指出，就預後來說，手術和非手術治療的背痛病患是沒有差異的，他們支持物理復健和更嚴格的術前評估。

---

2　又名「脊椎手術後疼痛症候群」或「背部手術失敗症候群」，指的是術前的疼痛在進行脊椎手術之後沒有改善或甚至加重，又或者是，術後短期之內又出現了新的疼痛。

當身體結構的受損，超過了可以用休息和更好的動作來讓它自我修復的臨界點時，手術確實是最好的治療。但是當我們討論的是功能的問題時，如同大多數長期肌肉關節疼痛者的狀況，研究一致認為物理復健是更好的選擇。比起手術或藥物，物理復健有著更高的成功率、較低的花費，風險更是少之又少。

為了扭轉以手術為焦點的潮流，勢必需要一些大改變。醫師們得要就預防性照護和手術成效的對比接受教育，並且要和病人們就此溝通。保險公司必須開始涵蓋給付更多元的預防性照護。病人們也需要負起自己的責任，透過自我教育來認識自己的狀況，並且從不同的醫師獲取意見。他們也應該要了解，絕大多數的時候沒有神奇藥丸或手術可以永遠治癒他們的疼痛。我們一定要在日常生活之中加入自我照護所需的工作，如此才能擺脫、遠離疼痛。

## 在疼痛裡過日子

任何曾經置身於疼痛之中好一段時間的人，都能體會疼痛對情緒狀態、專注力和從事日常活動意願的深刻影響。有些受疼痛困擾者被迫適應他們的病況，而不得不做出重大的生活改變，像是因病辭職、換工作、搬到一個比較容易打理的家。

那些沒有經驗過長期疼痛的家人和朋友，會發現自己難以同理疼痛者的情形。就像生命中許多事情一樣，如果你自己不

曾置身於長期疼痛之中，便無法真正明白那是什麼狀況。疼痛是非常真實的，還會伴隨嚴重的健康牽連，包括決策能力受損、心理疾病風險提升，甚至腦部結構的改變。若身處疼痛中的你或摯愛之人呈現憂鬱、焦慮，或難以照料日常作息，這很可能是疼痛的影響。研究顯示長期疼痛可以影響腦部的結構與功能，而這些改變或許有助於說明那些常常伴隨疼痛而來的認知、情緒和行為障礙。跟對照組相比，長期疼痛者的新皮質（neocortex）體積縮水 5-11%，新皮質這個構造是負責高層次功能的腦區，像是理性思考、語言、空間推理、動作控制和感官覺知；這樣的減少相當於是腦部經歷 10 到 20 年正常老化的效應。長期疼痛對腦部體積的影響與疼痛的持續時間直接相關；在疼痛中每多待上一年，新皮質的尺寸就會縮小。

最容易受影響的腦區是前額葉皮質（prefrontal cortex）與右側視丘（thalamus），它們兩者都與疼痛的感知有關。伴隨疼痛而來的壓力也可能會促成神經退化，因為皮質醇（cortisol）這種壓力荷爾蒙已經證實會造成腦細胞的萎縮與凋亡。長期疼痛也會導致生活型態的變化，像是迴避身體活動與挑戰心智的任務，這也會促成腦質（brain matter）的減少。

影像學的研究顯示，那些腦部裡與情緒決策有關的區域也會受長期疼痛波及。為了探究兩者的關聯，西北大學醫學院（Northwestern University Medical School）和紐約州立上州醫科大學（SUNY Upstate Medical University）對比了健康對照

組與長期下背痛患者在愛荷華賭局作業（Iowa Gambling Task）中的表現，那是一種用來評量情緒決策能力的牌局。

相比於對照組，長期疼痛者的表現較差，顯示長期疼痛對於做決策是有負面影響的。另一個西北大學的研究在受試者執行簡單的視覺注意力作業（visual attention task）時，以核磁共振來監測腦部活動。結果顯示長期疼痛者在腦部的預設模式網絡（default-mode network，簡稱DMN）中，好幾個區域都有活動減低的表現。DMN活性的改變和憂鬱、焦慮、睡眠障礙下的決策困難是有關聯的，這些現象都影響著受長期疼痛所苦的人們。

長期疼痛者無法好好睡上一覺的比例高達86%。缺乏睡眠促成了另一個常被稱為「惱人三重奏」（terrible triad）的狀態，意即苦惱、難眠與悲傷。即使是沒有疼痛的人，光是休息不足便足以讓他變得煩躁。而對長期疼痛者來說，疲憊、煩躁、憂鬱和無情的疼痛交雜在一起，成為了一個下墜的惡性循環，進而導致不顧一切地過量使用止痛藥、無謂地採取非急需手術，甚至自殺。

另一個大挑戰是，受長期疼痛所苦之人傾向於認為他們對自身疼痛不了解，也無力控制。儘管當代醫學對人體已有所了解，但醫學社群對於疼痛的認識相對偏少，以至於85%的下背痛患者無法得到明確的診斷。

無法得到明確的診斷，往往使病人對於自身狀況益發焦慮

憂鬱。試想，若你總是在痛，沒有任何方式似乎可以幫助到你，而你的醫師卻說你沒問題，這可能會讓你抓狂；而這正是多數疼痛患者所經驗的。研究顯示，未獲診斷者的憂鬱比率高於疼痛狀況已得到診斷者。

受疼痛所苦超過六個月的人被診斷為憂鬱症的可能性，是非疼痛者的四倍以上；而當疼痛變得愈來愈嚴重與複雜，憂鬱的症狀也隨之加重。有兩處以上疼痛的人形成憂鬱的可能性是六倍，三處以上疼痛者憂鬱的可能性更高達八倍。

然而，憂鬱症極度地被低估，特別是疼痛患者，使得這個議題變得更複雜。2003年發表在《內科醫學文獻》（Archives of Internal Medicine）的回顧文獻發現，重鬱症患者中至少50%沒有被準確地診斷出來，而那些表現出疼痛症狀的人更是難以正確獲得診斷。憂鬱，在全世界是導致失能的第四大成因，到2020年預計將攀升到第二大[3]。疼痛和憂鬱在腦內共用生物學的途徑與神經傳導物質，因此它們往往同時存在、彼此加劇，也會因類似的治療而好轉。

關於疼痛和憂鬱之間的連結，醫生們需要接受相關的教育；當面對長期疼痛的議題時，也需要對憂鬱的篩檢更為警覺。對許多病人來說，若能理解他們為何會受憂鬱所苦，也能

---

3　2017年導致失能的病症排名，第一是下背痛，第二是頭痛，第三是憂鬱，第四是糖尿病。

幫助他們對於自身狀況更有控制感。如果病人知道藉由舒緩疼痛將可以同步降低憂鬱，反之亦然，他們可能更願意為了好起來而做出必要的生活型態改變。

## 長期疼痛的影響

若你身處長期疼痛之中，你是否注意到它對情緒和維繫正常生活能力的影響？如果你的摯愛受長期疼痛所苦，你是否注意到他們在疼痛開始之後的改變？長期疼痛已成為大規模的公共衛生議題，對於我們的生活品質明顯地造成負面衝擊，也對健康照護體系造成了巨大且持續增長的財務流失。問題的核心在於，醫學界不知道如何處理長期肌肉骨骼疼痛的根本成因。為何那些有效機會只有50%的藥物和手術會成為我們的首選治療？「這是我們手上最好的方法」這樣的答案已不再足以說服人們。

是時候取回你對身體與生命的的掌控了。你將從本書獲知，只要透過改善我們慣性使用身體的方式，就可以預防、減輕，甚至消弭大多數的肌骨疼痛。醫師開立處方或施行手術，無法創造肌肉模式的改變。我們必須積極地重新訓練神經系統，以便釋放那些下意識抓緊的肌肉張力，並改變引起疼痛的姿勢與動作模式。我們的肌骨健康掌握在自己的手中，愈早接受這個概念，我們就愈能因此獲得好轉。

# 第二章
# 我們是怎麼感覺到疼痛的

1950年，心理學家戈登·麥克莫瑞（Gordon McMurray）遇到了他所診療過的個案中最不尋常的一位，他對這位年輕女性施以強大的電刺激，而她卻一點反應也沒有。即使是燒燙的熱水和冷到讓人結凍的冰塊浴，年輕女孩也不為所動。他甚至更進一步地對她施予近似酷刑的測試，例如從鼻孔放入細條、掐住她的肌腱、在皮下注射組織胺（histamine）等等，她卻仍然無動於衷！

理論上這些應該是極為疼痛的經驗，但這個女人的心律、血壓和呼吸卻毫無變化，麥克莫瑞大感驚奇。除此以外，她也缺少某些反射動作：眼角膜被觸碰到時不會眨眼，她的記憶中自己不曾打噴嚏或咳嗽；她可以感知到針刺的壓力變化，但卻缺乏疼痛時應有的縮回或抽搐反應。

這位年輕女性的醫療紀錄為這個謎一般的現象提供了一些線索：當她還是孩子的時候，有一回她在咀嚼食物時咬掉了自己的舌尖；另一回她想看看窗外時不小心跪在散熱器上，她完全沒有注意到那裡的高熱，因而受到了三度燙傷。

她也提到在海灘玩了一天之後，她必須仔細地檢視雙腳以

確認自己沒有被割傷，有好幾次她沒有留意到皮膚的傷口，以至於發生感染、得要住院治療。她對自己的狀況深感困擾，同時也對於她在其他人身上觀察到的疼痛反應感到好奇。

隨著年齡漸長，她開始出現與年紀不相符的高度關節損傷，並接受了好幾次的骨科手術。她的膝蓋、髖部和脊椎都在發炎，關節的表面與周圍的結締組織也受損了，若你在八十多歲的人身上看到這樣的狀況並不會感到意外，但是這位女性才二十幾歲啊！

儘管經歷過多次手術，她的關節仍持續因為她站立和移動的方式而磨耗。當我們感覺到關節不適時，多數人會本能地改變重心、翻身和調節自己的姿勢，但這位年輕女性無法感受到這些保護性的知覺，因此她的身體——尤其是關節——快速地惡化。

在她飽受侵蝕的關節周圍，那些垂死的組織特別容易受到感染，送往關節的血流不足又讓免疫系統難以發揮功能。她在二十九歲的時候遭逢無法控制的嚴重感染；細菌感染從關節開始蔓延到骨頭和骨髓並形成骨髓炎，在生命的最後幾個月裡，她表示在左髖部有不舒服、壓痛，甚至是疼痛的感覺；不可思議的是，在她逝世之後所進行的神經系統檢查竟然沒有任何（巨觀結構上的[1]）異常。

---

1　CIPA是基因異常影響蛋白質表現與神經發展，大致上病人的神經系統「結構」與其他人幾乎一致，異常主要是發生在蛋白質表現的微觀層次。

這位年輕女性——簡稱C小姐——的病症是CIPA，先天性疼痛不敏感併無汗症（congenital insensitivity to pain with anhidrosis，縮寫為CIPA）個案中記載最詳實的一位，這種病症有醫學文獻紀錄的不到60個。CIPA是一種體染色體隱性疾病，唯有當一個人從雙親各獲得一個特定突變基因時才會顯現病徵，這個突變造成偵測疼痛的細胞無法正常發展，導致病人從出生就沒有感知疼痛或溫度的能力。

　　CIPA病人會在沒有意識到的狀況之下傷到自己，自殘是常見的，並不是因為任何心理因素而想傷害自己，單純只是他們無法感知到這個行為理應產生的疼痛。CIPA病人常常會咬傷他們的手指、嘴唇、舌頭、臉頰內側，和損傷他們的牙齒，有些人發生闌尾炎卻只有在腹部感覺到輕微的壓迫，反而是透過知道他們狀況的家人或醫師所拯救，還有一份個案研究提到有個男人撐著他骨折的腳走路直到骨頭完全斷裂。

　　多數CIPA病人活不過三歲，超過二十五歲的更是少之又少。大約半數CIPA患者的死因與無法感知疼痛有關，另外一半則是死於過熱。CIPA這個縮寫中的A，指的是「無汗」（anhidrosis），意思是身體無法產生汗水。少了這個自然的冷卻機制，CIPA病人的體溫會極端地上升，形成「高體溫」（hyperthermia），甚至導致死亡。

　　「沒有疼痛的生命」聽起來可能很吸引人，特別是對承受長期疼痛的人來說；但感知疼痛對於存活卻是不可少的。我們

大多可以透過經驗而快速地學會避開有害或危險的促發因子，因為我們知道它們將會激發不舒服的痛苦感受。患有CIPA的孩子則得要被教導一些對於其他人來說不言自明的事，例如他們不應該咬自己的手指、觸摸發燙的爐子，或是從樹上跳下來。

隨著年齡成長，疼痛調節我們的行為，而我們甚至不會覺察到這個過程。然而身為成人，人們卻會聽到與規避疼痛的本能相衝突的訊息。教練告訴我們要堅強，要超越疼痛。醫師說疼痛是變老的一部分，讓人們認為自己就是要與疼痛共存。因而我們的行為也可以被塑造為「反其道而行」：我們學會忽略疼痛的感受，直到對身體造成結構性的損害——就像CIPA病人會做的那樣。

## 我們的神經系統怎麼運作？

疼痛是神經系統告訴我們「出狀況了」的方式，它常常意味著身體結構的實質損傷可能即將發生，這個類型的疼痛稱為「傷害性疼痛」（nociceptive pain）。

疼痛的感受也可能表示神經系統在處理疼痛訊息的過程發生了異常。當神經系統因為處於長期疼痛之下而變得過度敏感時，我們便有可能經驗到「神經可塑性疼痛」（neuroplastic pain）。

當神經系統遭受結構性的損傷時，我們也會感受到疼痛。

這類型的疼痛稱為「神經病變疼痛」（neuropathic pain），可能導因於受傷、自體免疫疾病、基因異常、退化性疾病、中風、維生素缺乏、感染、毒素、糖尿病或酒精成癮。

在深入探討我們如何覺知疼痛的機制之前，讓我們先來談談神經系統整體是如何運作的。神經系統控制或調節身體的每個功能，從呼吸和消化到自主動作、意識與想法。

神經系統的結構可以分為中樞神經系統（central nervous system, CNS）和周邊神經系統（peripheral nervous system, PNS）。中樞神經系統由大腦、腦幹和脊髓構成，周邊神經系統主要由周邊神經組成，從脊髓一路延伸到四肢（圖1）。

大腦為我們做所有的自主決策，像是去哪裡吃晚餐、穿哪雙鞋。腦幹控制維繫生命的基本功能，像是呼吸和心跳。只要腦幹完整且運作正常，即使大腦受損，生命仍可延續。

脊髓承載著從大腦和腦幹送往周邊神經的訊號，也將感官資訊送回腦部。脊髓也會協調某些無涉大腦和腦幹的反射與動作模式。

周邊神經是這個複雜結構的最後一片拼圖，遞送訊息給器官與骨骼肌，並從之接受感官資訊。周邊神經分為體神經（somatic nervous system）與自主神經系統（autonomic nervous system）。體神經系統從骨骼肌與皮膚接收感官資訊，將之轉交給中樞神經系統，也藉由指揮骨骼肌收縮以控制自主動作。

自主神經系統自動地調控身體功能，像是心率、呼吸和消

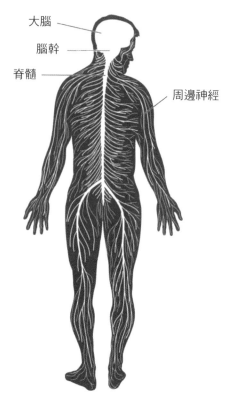

圖 1：神經系統的結構
*(改編自 Peter Lamb © 123rf.com)*

化，打噴嚏和咳嗽之類的反射，以及性喚起的身體反應，它進一步地分類為交感和副交感神經。交感神經系統（sympathetic nervous system）的主要目的是激發我們對壓力的自發反應，這個部分我們將在第三章進一步探討。副交感神經系統（parasympathetic nervous system）則是在壓力事件過後自動地協助身體回復常態運作。

　　神經系統透過神經元（neuron）——也就是神經細胞——

來發揮所有的作用。我們的神經系統中大約有一千億個神經元在接收、解讀資訊、彼此溝通、將指令送給骨骼肌與器官。

每個神經元都由細胞體（soma）、樹突（dendrite）和軸突（axon）。細胞體內含有細胞核（nucleus）並控制神經元的功能。樹突是由細胞體延伸出來的樹枝狀構造，他們接收從其他神經元傳來的電化學訊號，並將這個資訊傳送給細胞體。軸突則繼續將訊息由細胞體發送給其他神經元（圖2）。一個神經元可以有許多樹突，卻只會有一個軸突。

神經是好幾束由脊髓延伸到肢體的軸突集合而成（以顱神經而言則是直接由腦部或腦幹發出到身體末梢）。承載訊息從脊髓通往手腳的軸突，得要有點長度。從腰椎發往趾頭的坐骨神經（sciatic nerve）是身體裡最長的軸突，大約3英呎（約90

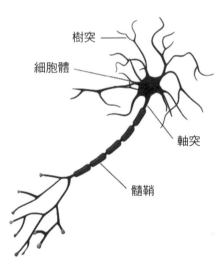

圖2：神經元的結構
(改編自 3drenderings © 123rf.com)

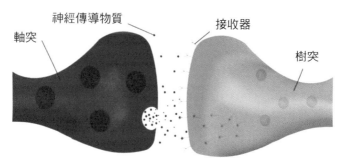

圖 3：突觸
*(改編自 Joshua Abbas © 123rf.com)*

軸突　神經傳導物質　接收器　樹突

公分）。以具體的比例來說，如果把細胞體放大為網球的大小，那麼樹突的長度大約會是33英呎（約10公尺），而軸突則會是半英里（約800公尺）長！

神經元透過突觸（synapse）彼此溝通，突觸是軸突終端傳遞資訊給樹突末梢接受器[2]的中繼站。神經傳導物質（neurotransmitter）促成神經元的訊息傳遞（圖3）。當某些神經元和另一些反覆地以同樣的方式聯繫並持續一段時間之後，神經的路徑就會被建立起來、修飾並強固。這些路徑創造了我們的行為、習慣，以及我們對周遭世界的感知。

目前我們已介紹了基礎的神經系統運作方式，接下來讓我們探討為什麼它要創造疼痛的感受，以及這是如何發生的。

---

2　又稱受器、受體、接收器，是生物化學上的概念，指一類能感知、接受細胞外信號，並在細胞內產生特定效應的分子。產生的效應可能僅維持一下下，比如改變細胞的代謝或者細胞的運動。也可能有長時間的效應，比如上調或下調某個或某些基因的表現。（節錄改編自維基百科）

# 傷害性疼痛（Nociceptive Pain）

之前提及疼痛有三個類型：傷害性、神經塑形性，以及神經病變性。讓我們從傷害性疼痛開始說起，當我們的肉體遭受傷害或暴露於受傷的風險時，這類型的疼痛便會形成。

當我們感受到傷害性疼痛時，有兩件事發生：第一個是傷害感知（nociception），形成於當傷害性的刺激被周邊神經偵測到時，它們會向大腦傳遞這樣的訊息：「嘿！我們的肉體正遭受傷害，或者可能很快就會受傷！快做些什麼以免它更惡化！」

第二，這些訊息傳到大腦後經過一個覺知的歷程，便會形成實際的疼痛感受。這個感受是個不怎麼溫柔的提醒，告訴意識說，我們的肉身有狀況了。

現在讓我們更仔細地看看傷害感知如何運作。周邊神經構成一個巨大的網絡遍布我們的身體，每平方英吋的皮膚有超過1,000個神經末梢。除了我們最常注意到的皮膚神經感覺，神經末梢也廣泛地存在於肌肉、關節、血管和大部分的器官。

有些神經末梢特化[3]為傷害覺受器（nociceptor），這個英文術語是從拉丁文字的 nocere 演變來的，它的意思就是「傷害」。

---

3　相對於游離神經末梢，「特化」意指神經本身發展出特殊結構，或是和特定種類的細胞組合，以便感知特定刺激的現象。

多數的傷害覺受器會對所有潛在的損害刺激產生反應，而某些則選擇性地對特定刺激產生反應，像是機械性刺激如強烈的壓力，溫度改變如極端的熱或冷，還有像是組織胺等的化學物質。

當我們遭遇潛在的物理性威脅時，不論是外來的（例如踩到圖釘）或內部的（例如扭到腳踝），傷害覺受器感知到外膜被拉扯或凹折，它們便會蹦起來發送電化學訊號給大腦。

如果細胞真的受損了，它們會釋出蛋白酶（protease）、鉀離子，和三磷酸腺苷（adenosine triphosphate, ATP）等物質，而這會啟動傷害覺受器接下來向大腦發送訊息，說肉身的損傷已經發生。

傷害覺受器不只被動地接受和傳遞資訊，它們也會主動地改變受傷處的周圍環境，促使癒合過程的發生。傷害覺受器釋放的物質稱為神經胜肽（neuropeptide），它們協助傳遞訊息給大腦、擴張血管以增加送往傷處的血流，還會刺激細胞生長。這意味著當你感受到疼痛時，你的身體已經在應對並試圖修復損傷。

有兩種不同的神經纖維承載細胞受傷的訊息到大腦，一種是 A-delta 纖維，傳送急性疼痛的訊號，當你踩到圖釘或扭傷腳踝時，它們傳遞的信息立刻讓你覺知到疼痛。A-delta 纖維之所以能夠快速地載運疼痛訊號，是因為它們被一層由脂質、蛋白質和水構成的髓鞘（myelin）環繞（圖2），這層物質在神經纖維周圍發揮絕緣的作用。神經的髓鞘愈緻密，它傳遞訊息

的速度就愈快。

第二類傳遞疼痛訊號的神經是C纖維，60-70%的感覺神經屬於這個類別。C纖維是沒有髓鞘的，因此它傳遞訊號的速度相對較慢（每秒1至2.5公尺）；不像有髓鞘的纖維能夠以每秒6至100公尺的飛速傳送訊息。C纖維傳遞的訊號會產生鈍鈍的、痠痠的、抽動的、持續很久的疼痛。急性疼痛要求我們要快速回應，長期疼痛卻鮮少威脅生命，因此神經系統也不會十萬火急地進行通訊。

神經纖維透過諸多路徑將疼痛訊號送到（travel to）腦部，有些神經纖維以突觸和腦幹的中繼神經元相連，這些神經元再將訊號發送到其他腦區以供解讀。另外一些神經纖維穿越腦幹之後在視丘（thalamus）形成突觸，視丘在腦中扮演總機的角色，將感覺訊號轉發到其他腦區（圖4）。

疼痛的覺受、處理和產生，涉及幾乎所有腦區的交互作用，甚至包括了一些乍看似乎無關的區域。新的研究顯示急性／長期疼痛經驗的生成所牽涉的腦區略有不同。長期疼痛者與情緒、心情、記憶、行為和決策有關的腦區特別活躍，例如邊緣系統（limbic system）和前額葉皮質（prefrontal cortex）。這些活性可能象徵著神經改變的證據，這些神經的變化使急性疼痛轉變為長期疼痛，也造成了那些因長期處於疼痛之下所導致的情緒與認知改變。

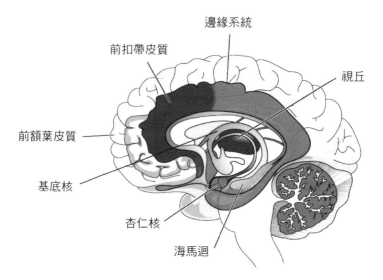

圖 4：參與長期疼痛和動作學習的腦區
(改編自 Peter Lamb © 123rf.com)

# 傷害感知與肌肉疼痛

從演化的觀點來看，踩到圖釘會導致疼痛的這個概念非常
合理，這個外來的威脅可能傷害我們的肉身，因此當它發生
時，神經系統想要立刻警告我們。但有時疼痛由內部的源頭產
生，例如長期緊繃的肌肉。緊繃的肌肉可能會讓我們感到痠痛
或隱隱作痛，有時候還會極度疼痛，特別是當肌肉抽筋時。緊
繃的肌肉乍看之下似乎不會造成生命危險，但其實它們會，而
且我們的神經系統也知道。

為了了解緊繃的肌肉對於生存為何如此危險，讓我們來看
看肌肉工作時在裡面發生什麼事。我們的腦部發送訊息給肌肉

說：「我們得跑起來，是時候趕快行動了！」肌肉開始以協調的動作模式作為回應。

為了產生收縮，肌肉運用三磷酸腺苷作為能量來源，眾多的生理功能都會用到三磷酸腺苷，包括合成 DNA 和品嚐味道，它還會參與傷害感知，因為受損的細胞會釋出三磷酸腺苷，三磷酸腺苷會進而活化傷害覺受器，由於三磷酸腺苷在諸多過程中的重要角色，它大量地在身體中合成與消耗。

肌肉纖維僅儲存可供數秒鐘用量的三磷酸腺苷，因此當我們開始奔跑時，我們的身體幾乎得要立刻開始製造更多這種能量來源。只要腦部持續發出「繼續奔跑」的指令，我們的身體就會竭盡所能地跟上，當肌肉需要更多能量時，肝臟會將貯存的肝醣（glycogen）轉為葡萄糖送入血流，葡萄糖和氧氣集合以製造三磷酸腺苷，並以廢棄產物的形式釋出水、二氧化碳和熱，這個稱為有氧代謝（aerobic metabolism）或有氧呼吸（aerobic respiration）的過程，是我們做有氧運動時大口喘氣的原因之一；身體需要額外的氧氣來為肌肉製造能量，這也是運動時我們愈來愈熱的原因。

有時候當我們盡力呼吸卻仍然無法得到足以供給肌肉需求的氧氣，細胞得不到足夠的氧氣，它們被迫採用另一種相較效率非常低的的過程來產生能量，稱為無氧代謝（anaerobic metabolism）；在這個過程中，葡萄糖在缺乏氧氣的輔助下合成為三磷酸腺苷，並產生廢棄產物：乳酸（lactic acid）。

當乳酸形成後，身體迅速地將它分解為乳酸鹽（lactate）和氫離子。乳酸鹽被血流帶回肝臟，轉化為葡萄糖當作能量利用，或是轉為肝醣儲存起來供日後使用，配合碳酸氫鹽（bicarbonate）緩衝系統，我們的身體以類似的效率運用氫離子，碳酸氫鹽和氫離子結合成為碳酸（carbonic acid），接著轉換為水和二氧化碳，二氧化碳透過肺部吐氣排除，促使呼吸速率上升。

當我們努力運動而回收的過程跟不上腳步時，我們就會感受到無氧代謝的負面效應。在高強度運動時，肌肉裡出現痠痛和燒灼的感覺，是因為逐漸累積的氫離子啟動了傷害覺受器。另外，大量的廢棄產物讓肌肉裡的酸鹼值愈來愈偏向酸性，使得肌肉纖維難以或完全無法正常運作，酸度和能量耗竭導致肌肉疲乏，而這讓我們覺得自己就是無法再繼續下去了，如果我們此時停下來休息，給這個系統有機會跟上腳步，肌肉痠痛便會漸漸減緩，肌肉的功能也會恢復。

身體為肌肉產生能量的方式提供了天然的保護機制，以免我們過度勞累。肌肉痠痛和疲勞強迫我們慢下來，防止我們對自己造成永久的損傷。因此，下回，當你因為筋疲力盡或肌肉的燒灼感而必須停下來休息時，可以向你的身體小小說聲「謝謝」，因為它正在為你把關，防止你傷到自己。

附帶一提，活動中的肌肉疼痛，和有挑戰性的訓練後48小時達到巔峰的遲發性肌肉痠痛（delayed onset muscle soreness,

DOMS）是不同的。多數研究認為，遲發性肌肉痠痛導因於在高強度訓練時發生的結構性細胞損傷，這些受損的細胞釋出幫助肌肉細胞修復與新生的物質，其中一些物質也會啟動傷害覺受器。不妨將這種痠痛視為身體在提醒你「放輕鬆點」，因為這表示在一兩天前你有點超越了自己的極限。隨著肌肉細胞的修復，刺激性的物質從系統中清除，這些痠痛就會消失。肌肉的生長發生在休息時，因此如果你想要鍛鍊肌力，你應該要等痠痛過去，再做高強度健身。

現在，回頭來看看為何緊繃的肌肉會痛。在尋常的動作中，肌肉收縮再放鬆，收縮又再放鬆，如此週而復始。當肌肉放鬆並得到喘息的機會時，肌肉會趁此空檔將代謝廢物清除掉，讓疼痛消失並恢復完整功能。然而，當肌肉因壓力或反覆的動作這類常見因素，造成它持續地處於收縮狀態時，這個循環的過程便無法有效發生。

即使我們站著靜止不動，持續收縮的肌肉其實仍然非常用力地在工作，因此你可以想像得到，它們需要大量的三磷酸腺苷作為能量。不過，收縮的肌肉也會擠壓該區域的血管、限制血流循環，從而減低了能夠送往工作肌肉的氧氣和葡萄糖；只要肌肉有機會放鬆，這種壓迫不至於產生長期的問題；但是當肌肉太長時間被維持在收縮的狀態，持續的血管壓迫便會導致缺血，在這個狀況下，缺乏氧氣與養分會導致疼痛、喪失功能、細胞受損，甚至細胞死亡。

缺乏氧氣的流通，意味著細胞得要使用無氧代謝來產生能量，當肌肉維持緊繃時，這個（無氧代謝的）過程即使在睡夢中仍會持續發生。乳酸持續生成，再分解為乳酸鹽與氫離子，這種持續的收縮和高強度健身有類似的影響，也就是代謝廢物的循環無法跟上，氫離子在肌肉中累積，啟動傷害覺受器，最終造成長期的肌肉痠痛，這是絕大多數長期肌肉疼痛的原因。當你感覺到肌肉疼痛時，這非常有可能是因為持續的肌肉收縮，那麼只要肌肉能夠放鬆、氧氣流動恢復，疼痛就會消失。

　　現在你了解緊繃肌肉疼痛的機轉原因了。至於演化上，這類疼痛的目的是甚麼？你可以想想長期肌肉緊繃的後果。首先，缺乏血流會導致細胞死亡；其次，緊繃的肌肉會限制活動，意味著當你遭受攻擊時會更難以快速移動與自我防衛；最後，緊繃的肌肉和功能不良的動作模式纏身，常常造成肌肉、結締組織、關節和骨骼的結構性損傷。由於肌肉緊繃可能造成上述的潛在傷害，難怪神經系統會透過疼痛的感覺要我們提高注意。

## 疼痛感知與發炎

　　你很可能已經聽到許多關於發炎的消息。由於研究顯示，發炎和癌症、心臟病、第二型糖尿病（type 2 diabetes）、憂鬱症、失智等慢性狀況有關連，它已成為健康領域最新的流行詞彙。十九世紀發現的細菌理論（germ theory）為醫藥帶來爆炸

性成長，例如抗生素、疫苗和巴斯德消毒法（pasteurization）而自從這些「文明病」開始取代感染疾病的地位之後，研究者一直在尋找跟細菌理論旗鼓相當的關鍵轉折。在1990年到2000年之間，開始有愈來愈多的研究點出發炎在癌症、糖尿病等疾病中所扮演的角色，隨著證據逐漸增長，基於這些概念，醫學界現在可能會聚焦在一致的理論，也就是對於許多長期的、與生活方式相關的，或因為毒素所引發的狀況來說，低度的全身性發炎是一個潛在的持續因素。

然而，當肌肉骨骼疼痛形成困擾時，典型來說涉及的是區域性的發炎，這類型的發炎發生在受傷或感染的位置，不論是細菌、圖釘或反覆勞損造成身體細胞遭受攻擊或破壞，我們的免疫系統都會因此而活化，免疫系統不會區分物理性創傷或感染性的入侵者，而名為「模式辨認受器（pattern recognition receptor）」的蛋白質會同時偵測微生物病原和物理性的細胞損傷，對於這兩個類型的攻擊，免疫系統都會以相同的方式反應。

當免疫系統感知到這些威脅時，它們會加速運作以便移除有害的刺激並展開修復的過程。血管很快地開始擴張、增加血流，讓受傷／感染的區域感到溫熱發紅，微血管的通透性增加，讓白血球從血流中移動到受傷區域，造成腫脹，同時也有助於把入侵者或是受損細胞隔離開來，以免身體其他部位受到影響。

免疫細胞和受損細胞，這兩者都會釋放發炎調節物質

（inflammatory mediator）以促成發炎的過程，有些調節因子會啟動傷害覺受器，形成發炎時的疼痛感，就像我們扭到腳踝的腫脹痠痛。免疫細胞散布的發炎物質不會只作用在受傷的部位，因此受傷或感染附近的區域即使沒有直接受到影響，有時也還是會疼痛。

受傷或感染後即刻產生的發炎會成為急性發炎，而這可以隔離、排除病原，並清除受損細胞，啟動修復程序。儘管發炎有這些已知的效益，而過度使用抗發炎藥物會延緩傷口復原也是事實，時至今日，過度處方開立消炎藥仍是個廣泛的現象，只因為它們可以暫時舒緩疼痛。

俄亥俄州克里夫蘭醫學中心（Cleveland Clinic）的研究員在2011年發表的研究所揭露的證據，可能會改變消炎藥的使用方式，該研究檢視受傷肌肉的發炎狀況，發現發炎細胞生成大量的胰島素樣生長因子（insulin-like growth factor, IGF），這種物質大幅提升肌肉再生的速率，而當我們試著以消炎藥減低急性發炎時，實際上是在延緩身體自然的修復過程。

急性發炎只有傷害性的刺激存在時才會繼續，一旦致病原或受損細胞被隔離清除之後，發炎反應就會趨緩，殘餘的細胞逐漸修復、發炎調節物質被分解掉，血管也會回復正常。總而言之，急性發炎是有益的，會造成負面影響的是慢性發炎，那是當傷害性刺激長期持續存在時所發生的事。

局部的慢性發炎最常源於不理想的身體力學，舉例來說，

如果我們持續地把不自然的、過多的張力放在膝蓋，很容易會損傷到軟骨、肌腱和韌帶。免疫系統基於要努力不懈地保護我們，會對這些受損的細胞發動戰爭；這所造成的發炎是很多人關節疼痛的共同成因。只要那些會造成軟組織損傷的習慣性動作模式還存在著，它就會持續成為困擾的來源。

如果這樣的動作模式和它所導致的發炎持續存在，永久性的結構損傷就可能發生。力學上的磨耗與免疫系統的攻擊，這二者都會逐漸地摧毀關節組織；少了這些保護，骨頭開始對磨造成疼痛，還會破壞骨頭本身。殘存的健康組織會被疤痕取代，造成功能減損，甚至關節變形。

而我們承受這樣的發炎、疼痛和結構損傷，只因為自己站立和活動的習慣性方式。

## 神經塑形性疼痛

當你跨越某個歲數之後，朋友或家人或許會鼓勵你玩填字遊戲或數獨（Sudoku）來保持心智活躍。1990年代出爐的研究衝擊大眾的信念，顯示人類的一生中其實是可以產生新的腦細胞的，由於這些研究的貢獻，大腦訓練和腦適能蔚為風潮。

「神經可塑性」（neuroplasticity）這個名詞，說明大腦有改變和成長的能力。許多研究告訴我們，從大腦、脊髓到周邊神經，整個神經系統都可以因應所接收到的輸入而改變。這是個

好消息：你的神經系統是有可塑性的。

　　直到不久之前，人們還認為神經系統是固定地以一種可預測的、不變的方式來感受和覺知疼痛，但其實，我們現在知道神經系統的變化會影響經驗疼痛的方式，而出於這些調適所產生的疼痛感受稱之為「神經塑形性疼痛」。

　　如果發炎的疼痛持續超過一天以上，神經系統就會因應這個不停歇的傷害性輸入而開始調整。因應細胞受損而釋出的發炎調節物質，不只活化傷害覺受器，還會增加它們的敏感度。發炎持續愈久，或是重複的傷害愈常發生，我們的傷害覺受器就會變得愈敏感。這種發生在周邊神經系統的過度敏感，會放大我們所感受到的疼痛，這個狀態稱之為「周邊過敏感化（peripheral sensitization）」。

　　「周邊過敏感化」促成痛覺過度（hyperalgesia）與異覺疼痛（allodynia）。痛覺過度指的是傷害覺受器對潛在傷害性刺激的反應異常地強；痛覺受器雖然正確地感知到威脅，但卻以為這威脅比實際上巨大許多，促使我們在踢到腳趾頭時發出淒厲的尖叫，而非恰如其分的「哎唷！」

　　受異覺疼痛困擾的人們，則會把一般不會痛的刺激感知為疼痛：以毛刷觸碰手掌的皮膚，或是拿起一個溫的盤子都有可能誘發疼痛，但在普通情境中，這些刺激不但不會引發疼痛甚至還可能感覺挺舒服的。

　　與周邊過敏感化類似的是，如果中樞神經系統也變得太敏

感，疼痛就會更加提高。當傷害覺受器持續或是反覆被啟動，導致脊髓和腦部產生調整並增加疼痛的覺受，這即是「中樞過敏感化（central sensitization）」。發炎時，神經傳導物質和神經胜肽這兩者被釋放出來，並發送疼痛的訊號到腦部，一段時間之後，這些物質改變了疼痛訊號通往腦部路徑的功能與活性，脊髓裡神經元對疼痛訊號的反應變得更激烈，而更多的脊髓神經元就被徵召來接收周邊神經的傳入。

　　相似的調整也會在腦部發生，傷害與發炎讓神經元變得更容易反應，響應疼痛訊號的神經元數量也因為持續的疼痛而增加。關於截肢者的研究顯示，腦部神經負責區域重新分配的現象愈顯著，截肢者所經驗的疼痛程度也愈大。這可能會是個惡性循環：我們感受到的痛愈多，神經系統的調整就愈多，而這樣的調整進一步地增加我們所感受到的疼痛。這意味著，如果你受的傷讓你持續疼痛數週或數月，它可能會設計你，讓你在接下來的日子裡感受到愈來愈多的疼痛。

　　中樞神經系統的敏感化，不只讓受傷的地方感覺更痛，當腦部和脊髓變得過度敏感時，即使刺激發生在與最初受傷相隔很遠的身體部位，他們都有可能產生強烈的反應。有一個研究顯示，有長期頸部疼痛的人，對於雙腳的熱和電刺激是過度敏感的。另一個研究指出，長期張力性頭痛者，對於施加在手指的壓力也會過度敏感。第三個研究發現骨關節炎（osteoarthritis）的人對於肌肉疼痛過度敏感，而且即使是在不直接受骨關節炎

影響的身體部位，他們所經驗到的疼痛也是增加的。

在急性疼痛轉為長期疼痛的變化中，敏感化的過程扮演著一個重要的角色。腦部、脊髓和周邊神經的調整可使原本受傷所帶來的影響持久不退，並導致結構性改變，包括神經末梢新生的枝枒，還有神經元彼此間新形成的突觸。舉例來說，肌肉纖維受損造成的持續發炎不只讓神經變敏感，還會造成神經密度增加與神經末梢新生。某個區域中，若存有愈多的可活化傷害覺受器，我們就愈可能感到疼痛。一旦神經系統的結構發生了改變，即使身體組織只是遭受小小的損傷甚或完全沒受傷，疼痛仍可持續發生。如此一來，那徘徊不去、讓人疼痛的受傷，便使得我們在未來感受到更多的疼痛——即使是在受傷已經痊癒之後。

認識了敏感化在長期疼痛發展所扮演的角色之後，研究者們開始尋找方法來預防病人變得過度敏感，他們藉由盡早預防和減低疼痛這兩種方向來限制敏感化。其中一個運用在手術方面的策略，是先制性止痛（preemptive analgesia），意指在術前就給予嗎啡或硬脊膜外麻醉（epidural anesthesia）等止痛法以降低術後疼痛。儘管還需要更多的研究探索，目前有些關於先制性止痛的研究讓人頗為期待，它們顯示這樣的策略在胸腔、乳癌和脊椎手術6個月之後，能夠減低長期疼痛的發生比率。

儘管急性疼痛具有關鍵的演化目的，長期疼痛卻似乎毫無價值。它既不能保護組織免於損傷，也不會促進修復。更糟糕

的是，當神經系統調整增加傷害覺受並且變得過度敏感時，長期疼痛一路盤旋向上、突破控制，增加我們感受到的疼痛，最終還導致神經系統進一步的變化。幸好研究也顯示，大多數來說，這些變化是可逆的，功能也是可以恢復正常的。其實這也不會太讓人意外，畢竟神經系統本來就有可塑性呀。

我們的神經系統對疼痛確實會有不當的反應，儘管我們不能改變這個事實，卻可以運用這個知識來減少長期疼痛發生的機會。或者如果我們有長期疼痛的話，也可以用來逆轉它。當我們受傷、接收手術，或出現長期疼痛時，應當注意不要做那些會讓疼痛變糟的事。

這並非表示你應該在沙發上躺著完全不動，或者大量嗑藥以避免感覺到疼痛，對絕大多數的狀況來說，想要有理想的復原，就一定要活動；而過量使用止痛藥則會帶來一大堆更糟糕的麻煩。要掌握的關鍵是，若傷害覺受器愈常受到刺激，敏感化就愈有可能發生。因此，用已經受傷且疼痛的膝蓋跑步，不只進一步造成關節破壞，還會增加將來你所感受到的疼痛。

## 神經病變疼痛

有時在受傷或生病的過程中，神經可能會遭受破壞。當被破壞的神經發出錯誤的訊號給神經系統的其他部分時，便可能造成神經病變疼痛。可能的症狀包括，針刺感、麻麻鈍鈍、刺

痛，或燒灼痛。

會破壞神經的可能原因超過 100 種，包括身體的創傷、自體免疫疾病、基因異常、退化性疾病、中風、維生素缺乏、感染、毒素和酒精成癮等。周邊神經病變（peripheral neuropathy）約三成與糖尿病有關，確切原因還未定論。有些理論指向高血糖，還有些認為是源於血流減少或是代謝物耗竭（depletion of metabolites）。

周邊神經受傷後是很善於再生的，可以以平均每天 1 到 2 毫米（millimeter, mm）的速度生長，這個過程稱為神經再生（neuroregeneration），讓神經的感覺得以恢復，也使神經受損所造成的疼痛漸漸消退。若受傷太嚴重，醫生施行手術可能可以將一段健康的感覺神經移植接入受損神經。受傷的神經偶爾會發生異常的組織生長，形成神經瘤（neuroma），這種瘤本身雖然是良性的，卻可能會造成顯著的神經疼痛。

受傷的脊髓，則跟周邊神經不同，得面對諸多的挑戰，脊髓神經細胞周遭的環境並不有利於「再生」，因為它含有防止神經生長的蛋白質，還有一些蛋白質會讓神經往錯誤的方向生長。此外，由於脊髓神經本身得要同時往兩個方向生長：往腦部和往周邊，這也使得再生更難成功。

科學家們已經發展出一個技術，就是結合幹細胞（產生促進神經生長的物質）和生物材料（biomaterials）。這方法在脊髓中形成引導的通道，以創造有利於神經再生的友善環境，並

讓脊髓神經往正確的方向生長。另一個讓人期待的方式，則是關於運用以聚乙二醇（polyethylene glycol）為基質的生物材料，讓受傷處的細胞膜融合，這個方法會修復物理性的損傷、減少疤痕組織的形成，並且促進神經細胞的再生。上述這些技術為那些因脊髓神經損傷而造成疼痛和／或因此行動受限的人們帶來許多希望。

## 為何長期疼痛如此複雜？

我們要了解這個重點：在許多疼痛的案例中，尤其是長期疼痛，涉及多重的機制。傷害覺受器的活化、神經系統的改變，與實質的神經傷害可能會合起來作用，而產生難受的痠痛、抽痛和燒灼痛，讓人輾轉難眠、鎮日折磨。因此，很多疼痛的狀況持續地使人困惑、沮喪，不只是受苦的病人，還有那些竭盡所能想要幫忙的醫療專業者們。

其中一個例子是癌症疼痛，化學治療藥物可以是癌症相關的神經病變疼痛的原因之一，其他如放射治療、手術、感染、腫瘤壓迫神經，還有腫瘤釋出的化學物質等等，這些也都促成神經損傷與疼痛。大到足以損傷神經的腫瘤也很可能會破壞周遭的組織，因而活化傷害覺受器，同時，腫瘤所產生的發炎也會造成更多的疼痛，如果這些狀況形成持續的疼痛，它們也可能導致神經系統的調整改變，進一步增加、延長疼痛。

另外一個關於三種疼痛機制聯合作用的例子，是複雜區域疼痛綜合症（complex regional pain syndrome, CRPS），那是個極度疼痛與折磨的情形。在經典的麥吉爾疼痛指數（McGill pain index）[4]中，複雜區域疼痛綜合症是最痛苦的狀況，滿分50分裡，它的分數是42分，比截肢和自然產還高，鮮少有調查可以判斷到底多少人患有複雜區域疼痛綜合症，但估計任一時間點大約有60,000到400,000的美國人患有這樣的疾病。

　　複雜區域疼痛綜合症一般來說發生於受傷、創傷、手術或感染之後，它常以手或腿的疼痛開始並且擴散，有時甚至影響整個身體。最新的研究認為，複雜區域疼痛綜合症源於神經系統在諸多層次的功能異常。創傷所造成的神經損傷是一項主要的因素，這可能會啟動複雜區域疼痛綜合症，而且隨著時間進展，神經的退化也可能因此發生。曾有報導指出壓迫或夾擠造成單一神經的壓力也可引起複雜區域疼痛綜合症，伴隨著燒灼痛、刺麻感和過度敏感。複雜區域疼痛綜合症病人功能異常的神經系統也會導致腫脹、皮膚顏色與溫度改變、關節僵硬、失去動作控制、顫抖、排汗異常，以及毛髮與指甲生長的改變。

　　氯胺酮（ketamine）是目前複雜區域疼痛綜合症藥物治療中最被看好的[5]，它是個常見的全身麻醉劑（general

---

4　這是一個疼痛自評量表，評估疼痛的知覺與情緒性質，以及主觀的疼痛強度。
5　根據2013年發表在《疼痛醫學》（Pain Medicine）的治療指引，氯胺酮雖是可能有效的藥物之一，但目前（2020年）還沒有研究直接比較氯胺酮和其他藥物對CRPS

anesthetic），藉由它來阻斷NMDA（N-methyl-D-aspartate）這種谷氨酸受器（glutamate receptor）來發揮效用。谷氨酸這種氨基酸在人遇到持續或強烈的疼痛刺激時，會大量釋出，而NMDA受器受到谷氨酸過度刺激時就會造成中樞過敏感化，因此阻斷NMDA受器可以讓神經系統得以回復正常功能。

有趣的是，氯胺酮也可以作為憂鬱症的治療，藉由阻斷NMDA受器，神經系統裡的谷氨酸開始累積並刺激其他類型的谷氨酸受器，這幫助了大腦形成新的突觸，並修復那些憂鬱狀態中常有的壓力所造成的神經損傷。

藥物、物理治療和諮商會談，都是複雜區域疼痛綜合症的建議處置，針對這項病症需要綜合多種治療並且持續數月到數年的時間，往往可以帶來愈來愈正向的結果，累積到接近或是完全復原的程度，但就如同複雜區域疼痛綜合症的成因還未清楚明瞭，病人們的復原往往也是神奇且難以解釋的。有一個在明尼蘇達州奧姆斯特德郡（Olmstead County, Minnesota）進行的以人群為基礎（population-based）的研究，從1989年到1999年持續追蹤74位複雜區域疼痛綜合症的個案發現，在10年期間中，74%的病人症狀會消失，而且他們常常都是自然恢

的療效，因此，「氯胺酮是CRPS藥物治療中最被看好的」的這個敘述並不表示氯胺酮是治療CRPS最有效的藥物。（參考文獻：R. Norman, et al."Complex regional pain syndrome: practical diagnostic and treatment guidelines." *Pain medicine* 14.2（2013）: 180-229.）

復的。

## 為何有些情緒加重疼痛？

　　疼痛對任何人來說，都可以是個讓人困惑的經驗，尤其是當我們深入思考這個感覺是如何成形時。儘管疼痛感覺像是個肉身經驗（bodily experience），但實際上卻是大腦所產生的。大腦中情緒相關的部分，包括前扣帶皮質（anterior cingulate cortex）、腦島皮質（insular cortex）和杏仁核（amygdala），它們負責那些伴隨疼痛而來的不愉快。腦部影像的研究清楚地指出：這些區域愈是被活化，疼痛的經驗就變得愈糟糕。在一個實驗裡，蒙特婁大學（University of Montreal）的研究人員將一群受試者催眠，告訴他們說他們將不會感覺到疼痛，透過這個做法，研究人員「關掉」了受試者腦部的情緒區域。

　　當受試者和對照者將雙手浸入熱水，腦部的體感覺處理區域活化的程度兩組相當，顯示兩組受到同等的傷害性刺激。然而，被催眠的受試者情緒腦區沒有亮起來，而對照組則有；對這兩組來說，他們所受到的疼痛刺激和送到腦部的疼痛訊號是相同的，但是情緒反應和疼痛經驗卻頗為不同，這只是因為研究人員操弄了他們對疼痛的預設立場。

　　反之，在發生之前就預期疼痛，則可能會惡化你的疼痛經驗。你是否曾經在踢到腳趾的瞬間，還沒有真的感覺到疼痛之

前就先發出「哎唷」？或許你那時看到自己的腳趾踢到咖啡桌腳，腳趾感覺到來自那邊角的壓力，你立刻抽回你的腳，可能還飆了髒話，而這所有的一切都發生在你感覺到疼痛之前，預期心理往往被過往踢到趾頭的記憶給強化，並且足以在你真的感覺到疼痛之前就啟動你的反應。

疼痛經驗在情緒開始涉入之後更為強化，在第三章裡，我們將會探討對疼痛的預期，還有壓力、焦慮與憂鬱是怎麼攪在一起並使疼痛延長和惡化的。

# 內生性類鴉片（Endogenous Opioids）：
# 天然的解痛劑

人類從數千年前就在使用藥物，尋找方法舒緩苦痛或是讓他們飄飄欲仙。人類已知最古老的藥物之一便是鴉片（opium），從罌粟的乾燥汁液製成的高度成癮性物質。在瑞典、法國和西班牙的考古遺址中，發現在西元前5500年──甚至更早以前，就出現過罌粟的證據。住在下美索不達米亞的蘇美人種植罌粟，則可追溯到西元前3400年，蘇美人認為罌粟是「愉悅的植物」，顯示他們相當知道它能產生欣快的效果，並且很有可能以醫藥和娛樂的目的使用它。

罌粟向西方傳播，到了十六世紀，它被當作止痛藥來處方。十九世紀初期，化學家們從罌粟中分離出兩種活性成分的

生物鹼（alkaloid）：嗎啡（morphine）與可待因（codeine）。
1827年，德國的默克化學藥廠（Merck & Co., Inc.）開始商業
量產嗎啡，由於鴉片和其衍生物源於自然，而且能強力止痛、
減低焦慮，還能引發欣快感（euphoria），人們一度將它們視為
上帝的恩賜並為之慶賀。

　　1874年，英國的研究者查爾斯‧萊特（Charles Wright）首
次藉由沸煮嗎啡而合成出海洛因（heroin），人們很快地欣然接
受了這種強效又作用快速的藥物。當時，類鴉片的使用並未受
到管理，到了十九世紀末，希爾斯百貨（Sears, Roebuck and
Co.）的型錄已在販售個人使用的皮下注射針筒組。1914年，
美國政府推動的哈里森麻醉品稅法（Harrison Narcotics Tax
Act）是管理類鴉片銷售與分配的第一步，當時的類鴉片使用
已是個普遍問題。到了1924年，海洛因法案（Heroin Act）完
全禁止了海洛因的販售。

　　這一類的藥物一度被認為無害，後來卻被判定為犯罪。醫
師開始對於究竟要不要開立這些藥物感到猶豫不決，有些患者
也因為嚴格的控制而無法接受足夠的治療，毫不意外地，類鴉
片的黑市蓬勃發展，在第二次世界大戰之後的幾十年裡，成癮
的問題如瘟疫般蔓延肆虐。

　　1970年代，好幾組科學家們發現某些特定的神經末梢是鴉
片與其衍伸物的接受器，這些類鴉片受器遍布整個中樞與周邊
神經系統，尤其在處理疼痛訊息的腦區密度特別高。這個突破

性的發現解答了類鴉片是如何運作的：藉由和類鴉片受器結合，它們阻斷了傷害性訊號的傳遞，也就是由脊髓上傳到處理疼痛資訊腦區的這條路徑。

這個發現馬上帶出了另一個疑問：為何大腦裡面會有罌粟衍伸物的接受器？顯而易見的答案是，身體裡一定是自然地產生一些在化學結構上與類鴉片相似的物質。

於是一場尋找這些物質的競賽立刻展開，僅僅兩年之內，研究人員就分離出了內生性類鴉片（endogenous opioid），其中最出名的稱為腦內啡（endorphin），它的英文由兩個字縮略而成：內生性（endogenous）——表示天然生成，以及嗎啡（morphine）。內生性類鴉片既是荷爾蒙，也是神經調節物質（neuromodulator），修飾著其他神經傳導物質的行為，除了阻斷疼痛的感受以外，內生性類鴉片還被發現參與了食慾、情緒調控、免疫反應，以及管理性荷爾蒙，以上這些生理功能。

內生性類鴉片的存在，也解釋了「壓力引致止痛」（stress-induced analgesia）的現象。相對於我們在這一章節前面所提到的「痛覺過度」，也就是對痛覺的敏感度上升，「止痛（analgesia）」意指感知疼痛的能力下降或關閉，這也是為什麼英文將降低疼痛的物質稱為「analgesics」：止痛藥。

在1950年代，麻醉學家亨利・比徹（Henry Beecher）發表了一份研究，比較二戰士兵與一般民眾受傷時的疼痛強度。他發現對於程度相近的受傷，僅有32%的士兵要求止痛藥，而

在一般民眾之中這個比例則是83%。

1977年，法國的神經生理學家羅歇‧吉耶曼（Roger Guillemin）證實了腦下垂體（pituitary gland）會分泌某種腦內啡以回應急性壓力，更進一步的研究顯示，當面對急性壓力，會有其他的內生性類鴉片釋出，特別是腦啡肽（enkephalin）。這項研究說明了比徹的觀察：當面臨急性壓力像是身處戰鬥時，由於天然的類鴉片釋出，使得我們實際上比較不會感受到疼痛。

遺憾的是，這種止痛效果不會永遠持續，它們的作用短暫，可能是因為我們暫存的類嗎啡一下子就用完了。對於這個現象的另一個重要觀點是，典型的壓力引致止痛發生於有個外在壓力源將我們的注意力從疼痛移開的時候，例如有人威脅我們的生命，或是得要從著火的建築物裡逃生。

天然的止痛是具有演化目的的：它讓我們即使受傷也還能跑得飛快，或者搬起重物。但那些無關存亡的急性壓力呢？其實運動也會觸發相同的壓力反應，運動會啟動內生性類鴉片的釋放，內生性類鴉片作用在腦部、脊髓和周邊神經，不只能夠鈍化疼痛，還會產生一種欣快感。這稱之為「跑者愉悅感」（runner's high）。儘管這對運動者來說是個大激勵，但它同時也會麻痺掉那些本來應該要告訴受傷運動員停下來休息的疼痛感受。凱里‧史特魯格（Kerri Strug）和曼特奧‧米切爾（Manteo Mitchell）等多位運動員的故事都顯示，儘管他們受

了傷，而且那樣的傷一般來說會使人痛得瘸腳難行，但他們卻仍能繼續比賽。

你想尋找不用費力就能獲得跑者愉悅感的方式嗎？試試針灸，古老的中國技術將針刺入身體的特定穴位，刺激天然類鴉片的釋出，提供疼痛舒緩。針灸也有助於改善其他以類鴉片為神經傳導物質的狀況，像是憂鬱、免疫系統疾病和性功能障礙。由於人體361個針灸穴位中的360個，都位於主要的神經附近，因此有一種假說認為，針灸可能是藉由刺激疼痛路徑與神經免疫路徑（神經系統與免疫系統的交聯）來產生功效。究竟為何扎針會造成類鴉片的釋出，科學家們對此還莫衷一是。儘管如此，研究已藉由使用一種名為納洛酮（naloxone）的藥物阻斷類鴉片受器來證實：當施以納洛酮時，類鴉片無法連接到類鴉片受器上，這會抵銷針灸的效果。

內生性類鴉片也解密了另一個現象：安慰劑效應（placebo effect）。十九世紀時，病人常常得到安慰劑以安撫他們，傳統上會用糖片、麵包粉球或彩色水來取代藥品作為安慰劑，安慰劑的效益普遍受到認可，但以往人們認為本質上那只是心理作用。研究者們一度認為安慰劑在沒那麼聰明或比較神經質的人身上效果比較好，但時至今日我們知道，那並不是事實。

1978年，一個檢視牙科術後疼痛的研究，將安慰劑效應與類鴉片的釋放串連在一起，當為病人施以納洛酮以阻斷其類鴉片受器時，安慰劑就失去了紓緩疼痛的效果。晚近的腦部影像

研究顯示，類鴉片釋出和施予安慰劑所活化的腦區是相同的。統計上而言，安慰劑的效力大約是藥品的50%。因此，基於某些我們還未全然了解的原因，僅僅只是「相信疼痛會消失」就足以刺激我們天然的疼痛舒緩機制。

## 你過往如何經驗疼痛呢？

目前你已經熟悉我們為什麼會感覺到疼痛、它如何發生，還有我們的身體如何自然地舒緩疼痛；用一點點時間來回想一下你生命中曾經歷的疼痛。

- 你能想到有一段時間你的肌肉長期緊繃、疼痛嗎？
- 曾否原始的傷已經過去好一段時間但你仍然感到疼痛？
- 你曾否因受傷或疾病而造成神經損傷？
- 你曾否在運動之後感覺到疼痛舒緩或心情改善？
- 你曾否懷疑某個健康狀況的改善有一部分是源於安慰劑效應？

# 第三章

# 為什麼壓力讓疼痛惡化

　　現代智人已經歷至少三十萬年的演化，這當中絕大多數時間裡，人類過著遊牧、狩獵與採集的生活型態，依隨季節變化與食物來源而遷徙。日常生活專注於肉身的生存：覓食、避免傷害、防衛襲擊，以及療傷。我們演化為處理這類急性壓力的專家，而當壓力源消失後，又可以自動回復正常功能。

## 壓力的目的

　　當我們感知到生存的威脅時，交感神經系統會以「戰或逃（fight-or-flight）反應」來回應，暫時讓人擁有超凡力量足以舉起重物，或是以超快的速度逃離攻擊者。

　　壓力反應會增加我們的血流、呼吸頻率和肌肉產生的能量；血液變得濃稠、凝血程序啟動，如此一來，受傷的話才不至於出血至死。肌肉變得緊繃以便隨時採取行動，姿勢反射讓我們做好準備——要嘛直立起來自我防衛，不然就是蜷縮成球狀。身體還會產生腦內啡，讓疼痛和受傷不至於拖慢我們的速度。其他那些與戰或逃無關的身體功能會暫時關閉，像是消

化、免疫反應或是性喚起，而讓身體得以集中精力以應付壓力事件。

一旦我們認為壓力源已經遠離，副交感神經系統會馬上自動地提示身體功能回復到正常狀態，心跳和呼吸放緩、肌肉放鬆，另一方面，消化、免疫和生殖系統也會恢復工作。

演化為我們做好極佳的準備，讓我們可以追捕晚餐、抵禦攻擊，然而在過去的大約一萬年之間，由於農業的發展，為人們提供穩定的食物來源，得以定居一處，壓力源也因此改變。基本需求獲得滿足之後，原本那些攸關存亡的身體壓力源便轉換為心理的。

不幸的是，情緒、社會和財務事件這些心理壓力，以相同於身體壓力源的方式啟動了壓力反應。這一切都歸於人的感知：如果我們認為某件事是個威脅，壓力反應就會被活化。我們的心智擅長從急性的身體壓力中恢復，但是心理壓力卻會停留在心裡，持續地活化壓力反應。

短期的身體壓力一般來說有正向效應，可以刺激細胞修復與再生；而長期的活化壓力反應則會讓我們陷入麻煩。當我們總是在煩惱工作、最後期限、債務、關係和健康時，修復就永遠無法起作用。

血壓保持在升高的狀況，血液保持濃稠，這樣一來就增加了血栓、中風和心臟病的機會。人們習慣性地淺呼吸，讓胸腔而非下腹膨脹，之後發現到自己呼吸不順，肌肉總是緊繃，隨

時準備要打仗。長期收縮的肌肉消耗大量的能量，使我們感覺疲憊。壓力荷爾蒙持續壓抑我們的免疫系統，血糖維持高水平，導致腦細胞凋亡。最終，對心理壓力的反應，往往比其他所有壓力源原本所造成的傷害都來得更大。

以長期疼痛而言，我們對壓力反應的兩個面向特別感興趣。本章節聚焦於第一個面向：長期壓力如何惡化疼痛經驗。第二個面向將在第九章討論：神經肌肉系統對壓力反應的方式——藉由把肌肉變緊繃、進入反射姿勢，使我們準備好戰鬥或防衛自我。

第二章裡我們提及，長期疼痛會造成神經系統的適應性改變，進而增加疼痛的感覺。我們聚焦於構造上的機械性改變，包括把疼痛訊號傳送到腦部，以及腦內感知疼痛的部分。然而，結構僅是整個故事的其中一部分。當我們受到疼痛刺激時，真正主宰隨之而來的不愉快，其實是我們回應疼痛的方式。壓力使我們以更激烈的方式回應，讓經驗變得更糟。

當我們感知到壓力時，腦內一連串的荷爾蒙釋出，引發腎上腺分泌稱為醣皮質類固醇（glucocorticoid）的荷爾蒙，它會和醣皮質類固醇受器結合，這種受器幾乎遍布全身細胞，結合後活化的醣皮質類固醇受器會壓抑免疫反應，以便讓身體集中能量對付壓力源，也會提升和調控血糖濃度，確保持續不斷的能量供給，它們甚至還會增強那些讓我們感覺到強烈情緒的事件記憶。

目前為止，醣皮質類固醇聽起來挺好的。事實上，自從1950年代以來，被稱為皮質類固醇（corticosteroid）的合成醣皮質類固醇，就已經當作藥物在使用，用以治療過度活化的免疫系統，像是過敏反應、氣喘、皮膚炎、發炎性腸道疾病（inflammatory bowel disease）、關節發炎、狼瘡、多發性硬化症（multiple sclerosis）和類風濕性關節炎，等等多種狀況。

然而俗話說：凡事都要適度。壓力反應過度延長時，造成血中醣皮質類固醇的濃度持續提升，僅僅數週的壓力反應就足以使神經元開始萎縮死亡，特別是和記憶、學習有關的腦區——海馬迴（圖4）——裡面的神經元。因此隨著時間的推移，高濃度的醣皮質類固醇將導致記憶力和專注力的衰減。

諷刺的是，海馬迴扮演著抑制醣皮質類固醇分泌的角色。因此，經驗的壓力愈多，海馬迴的損傷就愈多，它調控醣皮質類固醇的效力愈來愈差，而整個身體系統中的醣皮質類固醇就會愈累積愈多，這形成一個惡性循環，讓人愈來愈難減低壓力的程度。

醣皮質類固醇對腦中另一個稱為杏仁核（圖4）的部分，則有相反的效應。杏仁核是腦部開始直接參與疼痛感知的地方，杏仁核與海馬迴和其他邊緣系統協助處理情緒反應與記憶。長期高濃度的醣皮質類固醇實際上會增強杏仁核的功能，刺激神經元生長，使突觸更加活化且敏感。

有些疼痛傳遞的路徑會經過杏仁核，幫助我們創造對疼痛

的情緒反應，因此當杏仁核過度活化時，對疼痛的反應就會被放大，讓疼痛感覺起來比實際的狀況來得更糟糕。

## 如何降低壓力的程度

如果你想要減低壓力，第一步就是辨識出造成這個困擾的特定情境、事件或人物。單一一個困擾，往往就足以讓你對生活中的所有事情都感到壓力，這是因為它活化了你的杏仁核，改變了你的感知。為了克服這個現象，你可以拿一支筆、一張紙，將所有讓你有壓力的事情全部列出來。

完成之後，看著這份清單。仔細思考每一個項目，想一想你可以如何駕馭它。這可能意味著你得對工作進度或期待做出一些調整、著手解決關係的課題，或是處理財務困難的問題。若你發現自己無法做出必要的改變，那麼就請記得以下四點：

一、每個困難都有解決的方法。

二、如果你不採取行動，壓力就會愈來愈大。

三、你自己是唯一可以做出改變的人，沒有其他人可以為你做到。

四、如果你對它付出心力，必然會有足夠的智慧與力量來處理它。

除了取得對生活中壓力源的掌握以外，你也需要思考自己是否可能正在為自己製造壓力。絕大多數的狀況中，壓力的根本原因其實是習慣性的思考模式。對於實際上沒什麼大不了的狀況，你是否會把它們看作是壓力重重？你是否把大量時間花在擔心上，在心裡創造了不必要的壓力？

　　某個經驗對壓力程度、肌肉模式和疼痛的影響的決定因素，不是經驗本身，而是我們感知和處理它們的方式。一個對瑞典軍隊的調查發現，在超過48,000名18至24歲的新兵之中，超過5,000人有背痛的困擾，而因應壓力的能力是最能預測背痛會不會發生的強力指標。另一個對偏頭痛患者的調查顯示，除了遭遇壓力事件以外，個體對事件的解讀，以及因應這些壓力事件的能力，都是足以預測頭痛是否會發生的因子。

　　兩個人即使遇到完全相同的情境，仍可能有截然不同的感知與反應：其中一個人可能變得焦慮緊張、出現健康問題；而另一人卻只是一笑置之。你能想到某個總是顯得壓力過大的人嗎？對他們來說，每天都有災難等著發生，他們總是為了某些事煩惱或抓狂，實際上他們遭遇的壓力情境或許就和一般人相似，但他們卻是有比較多壓力？那當然，因為他們創造了壓力。

　　人們的思緒僅僅只是電化學的反應，蘊含著在神經元之間傳送著的訊息，當人們反覆著產生相同的思緒時，涉及這些思緒的神經元路徑就會變得強化。思緒可以誘發神經胜肽的釋放，並將之傳遍全身且產生生理反應，造成細胞結構的改變，

甚至改變DNA表現，使老化加速、增加癌症和心臟病的發生率。

如果我們認定某個情境是有壓力的，身體的壓力反應就會被啟動。當你提早為潛在的壓力情境煩惱時，這也會影響你未來的反應。就如同擔心疼痛會使疼痛惡化一般，擔心潛在的壓力事件也會使它變得更加充滿壓力。如果你發現自己在任何壞事都還沒發生之前就已經開始煩惱焦躁，可以學習打破這個模式，否則，不必要的壓力所帶來的負面效應將會持續折磨你。

你或許不認為自己有辦法選擇反應的方式，因為你的回應與思考模式已成為習慣，但請記得神經系統是具有可塑性的，你可以重新訓練思維模式、改變對於潛在壓力情境的回應方式。

在日常生活中，注意看看當你經驗到壓力時發生了什麼：

- 脈搏有加速嗎？
- 念頭變得膠著於壓力情境嗎？
- 壓力會影響你對非壓力事物的反應嗎？
- 你會把壓力帶給家人、朋友或同事嗎？
- 你的姿勢改變了嗎？
- 肌肉會緊繃起來嗎？
- 如果你原本就有疼痛，它會變得更糟嗎？
- 當你焦慮擔憂時，身體的感覺是如何？
- 你在身體的哪裡感受到壓力？

當你留意到自己對壓力的慣性反應之後，就可以開始改變它。在你感覺到壓力時，深呼吸到你的下腹部，停留幾秒鐘，再盡可能地慢慢吐氣。像這樣緩慢而且深沉的呼吸，稱為「橫膈膜呼吸法」（diaphragmatic breathing），這可以停下身體的壓力反應，啟動副交感神經系統。在心理層次上，活化副交感神經系統乃是壓力的解毒劑。

　　接下來，客觀地觀察與分析情況。你能找到保持放鬆並處理這個狀況的方法嗎？如果可以的話，你將發現不只你自己的壓力降低，與這件事相關的其他人的壓力也會跟著下降。如果你和你周圍的人們承受著不必要的壓力，將會創造出不愉快的生活與工作環境、負面的期望、不耐煩、糟糕的溝通，還有生產力的減損。壓力與情緒可說是會傳染的，因為腦中的鏡像神經元（mirror neuron）會使你感知到周遭人們的情緒（我們將在第十二章深入探討）。透過調整你的回應，你將擁有改變的能力，讓潛在的壓力情境轉化為對所有人來說都是中性或正向的經驗。

　　重新訓練慣性思維模式和反應，需要時間以及有意識的努力，但這麼做絕對值得。今天就來試試看吧：留意一個你遇到的潛在壓力情境，深呼吸，試著放鬆，並將它轉為正向的經驗。每天都這樣練習，你會發現回應事件的新模式很快地成為你的習慣，而你在生活中所感受到的壓力也會大幅減少。

# 焦慮與疼痛

　　壓力反應受到反覆活化之後，可能會導致廣泛性焦慮症（generalized anxiety disorder），這種情緒疾患的特色是過度擔憂、緊張性的行為、焦躁、不安、疲倦、注意力難以集中、肌肉緊繃和睡眠障礙。在研究實驗中，透過人為刺激來模擬醣皮質類固醇對杏仁核的效應，確實會造成老鼠發展出類似於焦慮的情況。

　　長期受焦慮所苦的人，處於一種持續不退的高張壓力狀態，他們總是急躁不安，處於情緒張力的邊界，擔憂著那些幾乎不可能發生的事。對於負面事件強烈的預期心理，使得他們對各種刺激都過度反應，包括疼痛。研究發現，與對照組相比，焦慮的病人對冷和熱刺激的反應都更為強烈，他們更快將手指抽回，也把疼痛的程度評得比較高，如果讓健康受試者誘發出疼痛相關的焦慮，也會得到類似的結果，這顯示即使一個人沒有廣泛性焦慮症，仍然可能對某個類型的疼痛發展出焦慮。

　　受焦慮所困擾的人所記得的疼痛經驗，也比當時實際的疼痛程度來得嚴重。在一個對接受牙科處置者進行的調查顯示，術前焦慮程度最高的人回報的疼痛程度不只比對照組高，而且在三個月後再次接受調查時，受訪者依其記憶為當時的疼痛評分，所得的分數甚至比他們原本評的還高。遺憾的是，這種不實際的疼痛記憶只是進一步地增加負向預期而已，使得他們在

下一次接受牙科處置時更覺疼痛。

　　類似的調查啟發了近一步的研究，測試抗焦慮藥物舒緩疼痛的效力，如苯甲二氮䓬（diazepam）和氯二氮平（chlordiazepoxide），這些藥物目前是長期疼痛者的常規處方藥。抗焦慮藥物作用於疼痛感知的「反應」部分，它會讓神經系統慢下來、不至於太激動，以藉此紓緩疼痛經驗。

　　在創傷後壓力症候群（post-traumatic stress disorder，簡稱PTSD）這樣的焦慮狀況裡，壓力、記憶和疼痛一擁而上。創傷後壓力症候群，往往形成於人們歷經某個他們認為威脅自身或是他人福祉的事件之後，這樣的狀況可以是單一次的經驗，例如車禍、遭受攻擊或是天災；也可以導因於反覆暴露於高度壓力的情境，像是戰鬥或受到長期虐待。

　　創傷後壓力症候群容易被反覆出現的念頭與惡夢折磨，迫使他們一而再地反覆經歷創傷事件的再現，以及隨之而來的壓力。創傷後壓力症候群患者有較高的比例會感受到長期疼痛，疼痛的程度也比對照組和焦慮症者來得更強烈。許多調查指出，高達八成的創傷後壓力症候群患者遭受長期疼痛困擾，而且創傷後壓力症狀的嚴重度與疼痛強度直接相關。

　　不只焦慮疾患會加重疼痛感受，單純只是疼痛也會讓我們形成焦慮。身處於疼痛中是充滿壓力的，疼痛使我們焦躁不安，還會減低專注與集中注意力的能力。人們會擔心無法維持正常的工作與活動，還會擔心疼痛不會消散。疼痛使人在夜裡

輾轉難眠，缺乏足夠的睡眠又增加壓力的程度，人們還會感到被孤立，因為其他人不明白他們正經歷著什麼樣的苦難。

最糟的是，身處疼痛之中的人們常感覺自己彷彿對疼痛一點控制能力也沒有，研究顯示45%長期疼痛者會形成一種以上達診斷標準的焦慮疾患。長期肌骨疼痛、嚴重燒傷和其他會造成疼痛的病症來源，像是纖維肌痛症（fibromyalgia）、癌症和愛滋病者，其中有高達五成會呈現出創傷後壓力症候群的症狀。事實上，承受長期疼痛的人形成創傷後壓力症候群的機會，是其他人的四倍之高，長期疼痛和焦慮疾患往往彼此強化，造成惡性循環，使人更難以脫離疼痛。

## 憂鬱與疼痛

想像一下，一位有焦慮的人與另一位憂鬱者，焦慮者因著不安與緊張的高張能量所困擾；相反的，憂鬱者則是因著低於平均的能量所苦，對任何事都提不起勁，連要起床都很困難。原來是因為，壓力也替憂鬱的形成煽風點火，而醣皮質類固醇再次難辭其咎。研究顯示，充滿壓力的生活事件與長期壓力都會增加憂鬱的風險。因此儘管看似低能量，有著高濃度醣皮質類固醇的憂鬱者所感受到的是大量的壓力與混亂。焦慮患者於外在表現出壓力，而憂鬱者則會內化他們的壓力，使他們感到倦怠、對社交活動退縮。

受憂鬱所苦的人往往不能從他們曾經享受的活動裡獲得愉悅，而壓力就是原因之一。壓力和其所導致的醣皮質類固醇釋出，會影響腦中的愉悅路徑，提高了感受愉悅所需的門檻。在實驗室中，對老鼠施加壓力會造成暫時的憂鬱，牠們的愉悅路徑會需要比平常更強的刺激才能引發愉悅感，基於這些研究，你可能會猜測那些因醫療需求而服用合成醣皮質類固醇的人或許有較高的風險會感到憂鬱，事實的確如此。

　　那些與憂鬱有關的知名神經傳導物質，像是血清素（serotonin）、多巴胺（dopamine）和正腎上腺素（norepinephrine）又是怎麼回事呢？原來醣皮質類固醇會影響身體裡這些物質的產量、分解的狀態，還有它們的受器數量與功能。這些神經傳導物質的濃度，以及它們作用的受器的功能異常，在憂鬱症中扮演關鍵的角色。對一些人來說，壓力荷爾蒙的濃度上升是誘發因素，就他們的狀況而言，那些能夠降低醣皮質類固醇分泌或抑制其受器的藥物，已證實可作為有效的抗憂鬱劑。

　　現在我們已對壓力與憂鬱的關聯有些認識，接著就來看看憂鬱怎麼影響疼痛的經驗。先前提到焦慮是透過增加擔憂與反應性來加重疼痛感受，而憂鬱惡化疼痛的方式則是藉由強化負向情緒，像是悲傷。

　　即使是沒有長期疼痛與憂鬱症狀的一般人，仍然可以透過實驗設計引發他們的負向情緒，而且這樣的情緒也確實會影響疼痛感知。有一個研究要求志願者分別閱讀描述正向、中性與

負向情緒的三種敘述，並且請他們試著感受分配給他們的情緒。當受試者們接受冷痛覺刺激時，負向情緒組比中性情緒組反映了更強烈的疼痛，而正向情緒組所反映的疼痛則比中性情緒組來得低。

某些部分的腦區負責產生負向情緒，而疼痛時所產生的不愉快感，也同樣是這些部分在參一腳。其中，對憂鬱和疼痛都特別重要的腦區是前扣帶皮質（anterior cingulate cortex，ACC，參見圖4），它就位於邊緣系統的前面。

當你把人們已逝至親的相片秀給他們看時，腦部掃描會看到前扣帶皮質亮起來，對前扣帶皮質給予電刺激，也會使人感受到抽象的負向情緒。與對照組相比，憂鬱患者的前扣帶皮質往往隨時處於高度活性。對於那些使人耗弱的憂鬱個案，有一種實驗性質的手術處置，稱為雙側前扣帶迴切開術。這種手術方式會切斷前扣帶皮質與其他腦區的連結，可能可以降低憂鬱的症狀。

當疼痛的感覺資訊由身體周邊傳到腦部時，前扣帶皮質就會創造負向的情緒狀態，藉以產生疼痛之中「不愉快」的成分。腦部影像的研究顯示，催眠可以「關閉」前扣帶皮質，讓人即使受到疼痛刺激也不感覺痛苦。

好消息是，身體感覺性的疼痛資訊和前扣帶皮質之間的連結路徑，是非常有可塑性的，這就跟大部分的神經系統相似。前扣帶皮質活化的程度很大一部分取決於我們的情緒狀態，還

有我們對疼痛採取的回應行為。那麼，我們是否能透過提升情緒狀態，以及學習調整我們的反應，藉此來減低疼痛的感覺呢？絕對可以。

回憶一下這一章前面提到的：杏仁核在焦慮所扮演的角色，還有醣皮質類固醇如何促進杏仁核的功能，憂鬱者的杏仁核活性也是上升的，焦慮患者的杏仁核協助產生害怕與擔憂的情緒狀態，而憂鬱患者的杏仁核則傾向於任何時刻都過度活化，對所有帶有悲傷感的事物都產生反應，使得疼痛的身體感覺變得更糟糕。

就如同疼痛與焦慮一般，疼痛與憂鬱的關係也是雙向互通的：憂鬱會加重疼痛，長期疼痛也會導致憂鬱。兩者之間彼此相生，互相強化。即使是最開朗的人，若是受持續不散的疼痛所苦，也足以使他對生命產生負面的看法。當疼痛與曠職的壓力，與無法從事日常活動和社交孤立感全部加在一起時，似乎註定了情緒障礙的發生。

更糟的是，長期疼痛者幾乎無法得到一夜好眠。研究顯示缺乏睡眠會降低人們對情緒的控制力，還會使人對正常狀況下屬於中性的情境過度反應。健康人只要一兩晚沒睡好就可能會脾氣暴躁，那麼，你能想像長達數月、數年的睡眠不足，會對情緒狀態造成多大的影響嗎？

無數的研究指出，有超過半數的長期疼痛患者受到重鬱或憂鬱症狀所困擾。疼痛症狀愈嚴重，可以預測憂鬱的發生比率

也愈高：處於疼痛的時間愈長、疼痛愈強烈、身體疼痛的區域愈多，就愈可能經驗到憂鬱。遺憾的是，醫療專業者往往忽視憂鬱的症狀，因此許多長期疼痛患者也承受著未獲診斷的憂鬱。

憂鬱和疼痛之間新發現的關聯是 P 物質（substance P），一種協助將傷害性訊號從周邊神經系統傳送到中樞神經系統的神經傳導物質。當 P 物質濃度降低，或是它的受器被阻斷時，疼痛就會減低。研究顯示，那些能夠阻斷 P 物質的藥物也是有效的抗憂鬱藥，而常用的抗憂鬱藥也能夠降低 P 物質的濃度。為什麼呢？因為 P 物質往往跟著血清素、多巴胺和正腎上腺素一起釋放出來。

若你正處於疼痛，身體也正在分泌 P 物質來幫助傳遞疼痛訊號，那麼，很有可能身體也正在分泌血清素、多巴胺和正腎上腺素，造成這些物質潛在的濃度異常。因此，就算不考慮其他情緒與行為因子，僅僅只是身體感知到傷害的發生，就有可能增加憂鬱的風險。同樣地，受憂鬱所苦時，P 物質的濃度也會增加，使疼痛的感覺更惡化。

## 如何以自然的方式舒緩焦慮與憂鬱

藥物固然可以是成功的治療方式之中的一環，同時，這裡也提供四種方式讓你自然地舒緩焦慮與憂鬱：

- **參與會談治療**：大聲地說出你的煩惱是無可取代的。恐懼往往讓焦慮與憂鬱者不敢向外求助，若你害怕和他人談論，要知道有成千上萬的人跟你一樣在受苦，而他們也一樣害怕。克服恐懼會幫助你穿越困境、繼續前進。當你能和專家討論你的困擾時，你會更容易解決它們。如果當面討論或參加支持團體都讓你很不自在，還有打字傳訊息、電話和視訊會談等治療服務可供選擇。

- **取得控制**：對於焦慮與憂鬱患者來說，重新取得對生活的控制感是一種長足的進步。若你有焦慮或憂鬱，建議你至少完成一次「列出壓力源」的流程。若你找不出方法控制它們，可以請別人看看你的清單、給你一些客觀的意見。由於你長時間被卡在這些困擾裡，確實很難客觀地看待它們。當你覺得生活中所有事情都失控時，很重要的是從那些確實可以改變的事項裡獲得控制感，像是你的行為、你的選擇，或是任何你可以改善的狀態。

- **養成運動的習慣**：運動會促進腦內啡的分泌，這不只阻斷疼痛覺，還有助於情緒調節。運動還可以釋出並調整血清素、多巴胺和正腎上腺素的濃度。身體的活動——特別是有氧運動——是焦慮與憂鬱復原的重要一環。

- **安排放鬆的時間**：熱水浴、按摩、在自然裡散步這類簡單的放鬆活動，可以啟動副交感神經系統，讓你對潛在壓力情境的反應降低。你可以在每日行程裡增加一些輕

鬆的活動，對於壓力的管理也會因此而變得更好。

# 纖維肌痛症

現在讓我們來看看疼痛的狀況中最神祕的一個：纖維肌痛症。許多因素都與纖維肌痛症的形成有關，其中最普遍的成因就是壓力。纖維肌痛症患者對壓力的負面效應較為脆弱，他們可能會採取不理想的因應模式，或是採用適應不良的策略。他們容易進入災難化的思考模式，神經質（neuroticism）的程度較高，發展為焦慮、憂鬱和創傷後症候群的機會也較多。

在美國，大約有一千萬人受纖維肌痛症所影響，75-90%的患者是女性。女性比男性好發的原因之一是荷爾蒙，雌激素（estrogen）這種女性荷爾蒙雖是疼痛的保護因子，但女性雌激素濃度每個月都會上下波動，而纖維肌痛患者也表示，每個月之中雌激素濃度較低的時候[1]都比較痛。睪固酮（testosterone）這種男性荷爾蒙同樣也是疼痛的保護因子，但女性的睪固酮比男性低得多，而且男性睪固酮的濃度不會像女性的雌激素那樣波動。

社會污名化或許也導致纖維肌痛症報導病例數女多於男，男性感覺疼痛時比較不會去就醫，因為他們不想顯得脆弱。醫

---

1　一般來說，經期的時候雌激素濃度較低。

師對男性也比較不會將纖維肌痛症列為可能的診斷，因為這被認為是女性的困擾。

肌肉疼痛和疲倦，是纖維肌痛症的兩個主要症狀。傳統而言，纖維肌痛症的診斷基於身體18個特定壓痛點中至少11個對觸碰過度敏感，然而，從2010年開始美國採用的新診斷方式可能導致診斷人數的增加。新的診斷標準基於疼痛的分布有多廣泛，加上疲倦、無法得到休息的睡眠與認知方面的問題，以及這些症狀的嚴重程度和持續時間。許多疾病會有類似的症狀，例如萊姆病（Lyme disease）、甲狀腺低下、類風濕關節炎、睡眠呼吸中止和狼瘡，因此，在診斷纖維肌痛症時很重要的是要考量到這些可能性。

車禍、受虐、反覆受傷、急性疾病這類的創傷性或壓力性事件都可能與纖維肌痛症相關。如同先前所提及，長期心理壓力是纖維肌痛症的常見原因。壓力肯定可以解釋困擾病人的疲倦感和肌肉疼痛，這可能是肌肉長期收縮與神經系統過度敏感化的結果。

纖維肌痛症也可能從某次的生病開始。當天然的免疫系統因為壓力而過度反應或拖長時間，將會產生許多問題，像是疲倦、長期發炎，還有自體免疫的問題，這些都會造成疼痛，以及關節、結締組織與器官的結構性損傷。

你或許已能料想，憂鬱在纖維肌痛症患者之中也是相當普遍，纖維肌痛症患者部分腦區裡的類鴉片受器活性較低，這會

影響心情，以及與疼痛相關的情緒處理。學者們表示，低下的類鴉片受器反應能力，或許可以說明為何纖維肌痛患者比較容易憂鬱，類鴉片止痛藥對他們的效果也比較差。

對許多人來說，纖維肌痛症似乎是個由長期疼痛、心理壓力、過度活躍的免疫反應、睡眠缺乏，以及過度敏感的神經系統不斷循環所造成的結果。挪威奧斯陸大學（University of Oslo）的學者們與那些已經從纖維肌痛症裡完全復原的人們會談，他們發現這群人並不是因為某種特定的治療而復原，而是藉由改變生活型態與降低壓力程度而達成。

如果你或某個你認識的人正受纖維肌痛症所苦，這些生活型態的改變或許能夠提供協助：

- 運用會談治療處理心理壓力的根源，像是受虐、意外或喪親等議題。
- 在工作、行程安排、每日習慣和關係上採取必要的改變，以便掌握與生活型態相關的壓力來源。
- 透過提升身體力學的素質、釋放長期緊繃的肌肉，來舒緩功能性的身體疼痛。（我們將在第八、十四、十五章裡說明）
- 落實規律的睡眠排程，採取行動提升睡眠，像是限制咖啡因和酒精攝取、減低壓力、規律運動，以及創造適合休息的睡眠環境。常推薦給焦慮者使用的重量毯能幫助

人放鬆、感到安全，促進更好的睡眠。

- 減低壓力、參與規律合宜的運動、充足睡眠、攝取健康均衡的飲食，藉以提升免疫系統。

# 免疫系統與疼痛

當我們想到免疫系統時，可能會連結到讓人抱著喉糖蜷縮在沙發裡的冬季感冒，或是使蕁麻疹大發作的過敏。或許人們並不會想到疼痛也和過高的免疫系統反應有關，但實際上這兩者往往息息相關。

有時候免疫系統會搞糊塗，並開始攻擊健康細胞，而非外來或受損細胞，這將會造成自體免疫疾病。目前已知的自體免疫疾病超過了八十種，壓力促使自體免疫的發炎反應惡化，伴隨發炎而來的疼痛也因此增加。對某些人來說，經歷一段時間的極大壓力誘發了他們自體免疫疾病的開端，像是類風濕性關節炎、狼瘡、多發性硬化症、葛瑞夫茲氏病（Graves' disease）、氣喘、乳糜瀉（celiac disease）、乾癬（psoriasis）、潰瘍性結腸炎（ulcerative colitis）或發炎性腸道疾病（inflammatory bowel disease）。有些研究顯示高達八成的自體免疫患者在發作前曾經歷過重大的壓力。

最普遍的（也可說是最痛苦的）自體免疫疾病之一，是類風濕性關節炎（簡稱RA），大約影響了世界人口的2%至3%。

類風濕性關節炎患者的免疫系統細胞會鎖定關節，攻擊並緩慢地破壞健康的軟骨。接著，包覆關節表面的結締組織，也就是滑膜（synovium），會侵蝕軟骨與骨頭，造成永久的結構損傷。關節往往變得腫脹、僵硬、摸起來熱熱的，而且還很痛。

一旦一個自體免疫疾病起了頭，壓力就常常使它復發或突然加重。新的研究指出，心理壓力會誘發免疫系統的發炎反應，這說明了至少一個「壓力導致發炎又進一步導致疼痛」的原因。研究也顯示，壓力事件可預期地會造成類風濕性關節炎患者的關節疼痛增加。遺憾的是，醫師們可能會對壓力這個自體免疫疾病的因子置之不理，反正短期高劑量的類固醇藥物基本上都足以控制這些狀況。

這是個短期與長期壓力對照的好例子：在急性壓力的狀況下，醣皮質類固醇的分泌會暫時抑制免疫反應，以便讓身體所有能量都去對抗壓力源。暫時壓抑免疫系統對某些自體免疫患者來說是件好事，因為它正在攻擊錯誤的對象——身體自己的細胞。

高劑量的合成醣皮質類固醇，便是在模擬我們對短期壓力的自然反應——壓抑免疫反應，這讓自體免疫患者的症狀得以喘息一下。相對的，長時間的壓力和反覆發生的壓力經驗，則會讓免疫反應不斷地過度活化、引起突然的發作，並使疼痛惡化。因此你可以料想到，一般而言，醣皮質類固醇不建議長期使用。

# 如何改善免疫系統功能

無論你是否有免疫系統疾病，以下的方法都有助於平衡免疫系統並自然地改善健康：

- 減低心理壓力（參見本章前述段落「如何降低壓力的程度」）。心理壓力引發戰逃反應，抑制免疫系統功能，長期壓力會增加病毒感染與自體免疫疾病的風險。
- 落實規律睡眠的時間安排。研究顯示，充足的睡眠是理想免疫系統功能的基礎，與長期壓力相仿，長期睡眠不足也會弱化免疫系統。
- 攝取均衡的健康飲食。確保飲食能為你提供足夠的維生素 A、C、B6、E 和葉酸，以及鋅、硒（selenium）、鐵和銅，若你懷疑自己有明顯的維生素或礦物質缺乏，請向醫師尋求確切診斷。
- 遠離自己無法耐受的食物。攝取無法耐受的食物會增加發炎、損害免疫系統功能，若你認為自己可能無法耐受某些食物，可以和醫師討論你的症狀。
- 每天安排時間運動與放鬆。適度的活動（與激烈運動和完全不運動對比）可促進免疫系統功能，運動與放鬆也會減低你的壓力反應，讓免疫系統可以執行任務，藉以強化免疫力。

## 採用全面整合的取向

人類是不可思議的複雜生命，幾乎所有的內在功能都是互相連結的，而多數的健康問題也存在著不同的輕重程度。將症狀分群歸類為疾病，有些時候或許是有用的，但我們辨識特定疾病所使用的標籤，也會限縮我們對於身體裡面正在發生的事情的理解，進而局限我們採取促進療癒的行動。對大多數人來說，同時處理心理、身體症狀以及與生活型態相關的因子，將人視為整體來治療，這樣全面整合的取向將最為成功。

當你開始注意到壓力與自身福祉的關聯時，不妨思考以下的問題：

- 當你深感壓力或睡眠不足時，是否較容易感冒生病？
- 你是否注意到壓力與睡眠不足使你情緒不好，且增加肌肉張力與疼痛？
- 運動與健康飲食是否能改善你的睡眠並減少壓力？

## 掌握你所能控制的因子

每個人在生命的某個時間點都會體驗到壓力的一些負向影響，對於大多數人來說，壓力經驗的改變空間是很大的，壓力的觸發也是可控制的。壓力對健康的所有面向都有負面效應，

包括疼痛、免疫功能、心智狀態、心血管功能、能量層次，和睡眠能力，而這說明了為什麼減低壓力是你所能為自己做的最好的事。

不論你自覺的壓力有多大，記得專注於你能控制的事，你可以改變舊有的壓力習慣，並且協助自己痊癒。

# 第四章
# 肌肉記憶是如何形成的


　　嬰兒一出生就立刻被排山倒海的新感覺給淹沒：空氣的冰涼、母親撫觸的溫暖、毛毯覆在皮膚上的凹凸質地，世界與母親的子宮有著巨大的不同，周遭的空間帶來持續的刺激，而且彷彿永無止盡。

　　即使在還無法匍匐、行走的時候，他便已經開始用眼睛與耳朵來探索，他認出面容與聲音，並很快地開始牙牙學語，或是模仿臉部表情。大約四個月大時，他的腦部已經發展出一些能力，得以判斷物體在空間中的位置，隨著景深感知的發展，他開始伸手攫取視野中任何引起興趣的玩意兒。

　　嬰兒會渴望向他所能看見的物體移動，加上在地心引力的作用之下，想要直立起來的本能欲望，激發他收縮頸部後側的肌肉，好讓他可以把頭抬起來東張西望。出生後五或六個月，他也學會了如何收縮下背的肌肉，使脊椎得以後伸拱背，讓他可以爬行、坐起，最終到站立。

　　這個年幼的小男孩開始發展學習而來的動作模式，這些動作序列讓他能夠完成某些任務。每一次試圖攀爬階梯時，對於要如何移動他的手和腳，他都是帶著意識在做自主選擇。而當

某個方法成功時，他便會開始重複地使用它。他很快便會發展出一套每次都有效的運作模式：他將左手放上第二階，接著把右膝放上第一階，右手再放上第二階，最後是左腳放到第一階。左腳向下蹬，推著自己往上到上一階，接著再重複進行同樣的模式。每一次當他收縮一條肌肉，或甚至只是思考如何移動時，動作學習的過程都持續在神經系統裡運作著。

　　每一次的重複，都讓動作模式的學習變得更深刻，這個男孩很快就可以輕鬆迅速地攀爬樓梯，而這時他的意識已經幾乎不需要為此特別運作。他教導自己學會這個自創的模式，讓這個模式變成十分自動化地運作，彷彿那是一種本能。然而我們知道，這其實是透過經驗、練習和重複學習而來的。

　　出生時，男孩腦部的大小約12盎司，僅有他完全發展之後的腦部重量的四分之一。大多數哺乳類出生時的腦部重量便已是成年個體的90%，出生後幾個小時之內，許多動物就已經知道如何行走、與同類溝通，牠們大量地仰賴出生時腦部內建的反射與本能。如同身心教育家摩謝‧費登奎斯（Moshe Feldenkrais）在他的著作《身體與成熟的行為》（Body & Mature Behavior）中所述：「『學習』是使人類不同於這世上其他生物的最大且獨一無二的特色。」

　　一般來說，動物新生時與成年個體相比，出生時腦重量愈小，牠所擁有的學習力和意識選擇的空間就愈大。黑猩猩出生時腦部大小，大約是成年時的一半；瓶鼻海豚出生時腦部重

量，是成年時的42%；大象出生時腦部重量，僅是成年時的35%，而牠們都擁有不可置信的學習力。大象和人類相似，得歷經大約十年的學習期，才會成為完全成熟的個體。

但這也有缺點：彷彿能夠學習無限多種的動作模式的能力，也恰好就是之所以我們會陷入疼痛的主因之一。如果已習得的動作模式，讓我們得以用不自然的方式站立或移動時，這就足以造成肌肉關節的疼痛與退化。究竟這些習得的動作模式是怎麼形成的？在進入細節之前，讓我們先說說感覺感知如何影響動作方式。

## 感覺與動作之間的連結

動作始於感覺，當我們感覺到鼻孔裡有灰塵時，會啟動打噴嚏的反射；飢餓感會使我們決定起身弄個三明治，即使像是起床、準備去工作這類的自主動作跟身體裡的感覺無關，它們仍仰賴感覺以決定動作的方式。我們必須要能夠感知到身體位置，並偵測環境空間裡物體和我們之間的關係。

感覺和運動神經之間存在著持續的回饋。首先，我們感知到身體內的感覺、空間中我們所在的位置，還有環境中正在發生的事情，接下來我們才以相應的方式移動肌肉。

我們在第二章中認識了傷害覺受器，有時候，我們會希望自己沒有這些神經末梢，因為它們負責接受的資訊在經過處理

之後，會變成疼痛的感覺。神經末梢的類型很多，它們接收我們在外界所見、所聽，以及聞到、嚐到、觸碰到的感官資訊。

此外，還有另外一些神經末梢在感知內在的環境，讓我們知道身體的位置、與重力的關係，和溫度等等的資訊。有些感覺神經將資訊傳送給大腦，在那裡將它轉譯為對我們有意義的訊息，再根據這些來回應。另外一些感覺神經和脊髓或腦幹形成突觸，啟動像是打噴嚏和姿勢校正等自動化反射動作。有三個感覺系統對於決定動作和姿勢特別重要，分別是視覺、平衡覺和本體感覺。

## 視覺系統

我們的視覺系統複雜得令人難以置信。光是眼睛裡，就有超過十億個光感受器（photoreceptor）在接收光的資訊，名為桿狀、錐狀和神經節細胞，它們構成視網膜，也就是鋪在眼球後壁的一層組織。視網膜處理光的資訊，並透過視神經將資訊送到腦部。這樣一來，腦部的各個部位便可以利用這些資訊來生成景深、動作、形狀和顏色的感知，同時也藉此調控每天的清醒和睡眠週期。

# 前庭系統（Vestibular system）

前庭系統負責維持我們的平衡覺，完全從頭部的內部環境裡，接收頭部動作的相關資訊。在內耳裡，有一個稱為前庭迷宮（vestibular labyrinth）的構造，它由充滿液體的半規管（semicircular canal）和耳石器（otolith organ）所組成。

當我們向前或向後移動時，耳石器裡的毛細胞（hair cell）為前庭受器提供與加減速相關的資訊。轉頭時，半規管裡的液體會使毛細胞擺動，產生關於旋轉方向與速度的資訊，而連接著毛細胞的前庭受器會將這些資訊傳遞到腦部。如果你繞圈轉個幾次後忽然停下，會覺得有點頭暈，那是因為半規管內的液體在人停止旋轉之後，還會繼續流動一下下。

平衡覺往往是在下意識的層次處理，自動調節頭和身體的位置以保持平衡。通常我們不會意識到平衡系統，除非它沒有正常發揮功能。眩暈（vertigo）是一種意味著內耳異常的症狀，會造成頭暈、反胃和其他不舒服的感覺。另一個常見的前庭困擾，是動暈症（motion sickness），當腦部被迫應付視覺和前庭資訊來源互相衝突時，便會發生這個問題。

# 本體覺系統

平衡系統和視覺與前庭系統協力合作來幫助我們，讓我們

掌握身體與空間和周遭環境的相對位置。本體覺受器，是位於肌肉和關節內的感覺受器，負責感知肌肉長度、肌肉張力，以及關節角度的改變與活動。

精準的本體感知，對於維持健康的姿勢、輕鬆的肌肉，與自然而有效率的動作模式至關重要。腦部不停地整合來自視覺、前庭與本體覺系統的資訊，使我們有平衡感，也讓我們知道身體的位置，以及自己是如何在空間中移動。如果本體感覺被關閉了，我們就很容易採用那些會產生疼痛、損害身體的方式行走坐臥。（我們將在第五章深入探討）

## 其他感官

疼痛覺、觸覺、溫度覺與本體感覺，合稱為體感（somatic sense）。如同本體覺受器和傷害覺受器一樣，這些神經末梢都是遍及全身。

機械覺受器（mechanoreceptor），可以感知到0.006毫米高和0.04毫米寬這樣細微刺激所造成的彎曲和拉長，用以偵測皮膚、心臟、血管、膀胱、消化器官和牙齒的觸碰與壓力。特化的機械覺受器與腦部合作，以感知各類的觸覺、壓覺，讓我們能夠區分按壓、刺痛、撫摸、震動、搔癢和刮擦。我們的溫度覺受器也一樣無比敏銳，能夠偵測到僅僅攝氏0.01度的改變。當壓力足以強大、或是溫度夠熱、夠冷到可能造成傷害時，傷

害覺受器就會活化，並讓我們感覺到疼痛。

## 我們如何產生動作

神經系統中所有的部分，從大腦、脊髓到周邊神經，都參與著動作控制。讓我們從最上端的大腦開始了解。

大腦是腦部最大的構造，由大腦皮質和皮質下結構所組成。大腦皮質是大腦的最外層，負責最高層次的腦部功能，包括思想、語言、感知、記憶、注意力、覺察和自主動作。大腦中位於皮質之下的所有區域，都稱為「皮質下」。

大腦之下是小腦，負責組織動作模式（圖4）。腦幹向下延伸，在腦部與脊髓之間傳送資訊。腦幹也控制著多數與生存有關的程序，包括呼吸、心跳、意識和體溫。

腦部的每一個部分，在動作控制中都扮演著不同的角色。大腦負責動作策略，像是個指出大方向的人。小腦負責戰術：它釐清執行動作所必需的肌肉收縮順序，以及在時間與空間的考量上如何安排身體運作。如果小腦受損，動作的協調就會變得非常困難。最終，腦幹與脊髓發送訊號以指揮肌肉收縮來執行動作。

有兩個部分的大腦皮質，對於我們的動作扮演重要的角色：體覺皮質處理感覺資訊，而運動皮質控制動作（圖5），它們所占的區域橫跨整個腦部，從一邊的耳朵到另一邊的耳朵。

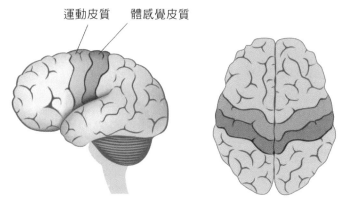

運動皮質　　體感覺皮質

圖 5：體覺和運動皮質
*(adapted from Alila © 123rf.com)*

每一塊皮質由許多的小區塊組成，負責感知和控制身體的不同部位。這些腦區會因為訊號輸入和使用程度的增加或減少，而產生適應變化。

舉例來說，一個右手截肢的人會大量使用他的左手，因此，腦部控制左手動作和處理左手感覺資訊區域的體積就會增加。終其一生，若神經系統持續學習並更新動作技巧，這樣的學習過程就會改變腦部結構。換句話說，你活動身體的方式，將會真的改變你的腦部結構。

為了簡化說明，暫且將動作分為兩類：自主動作和反射動作。自主動作始於大腦，是我們刻意選擇去做的動作，而且必須經過學習才能知道如何執行，例如綁鞋帶、跳倫巴舞。

反射性的動作是下意識自動產生的。它們受脊髓與腦幹控制，取決於牽涉的是身體的哪個部分。感覺神經元攜帶著從四

肢而來的資訊，與脊髓或腦幹的神經元形成突觸；其中有些訊
息會啟動自發的動作反應，這稱為「反射」。當反射發生時，
感覺訊息還是會繼續往上走到腦部，讓自主動作保有克制反射
的可能性。

反射具有重要的演化目的。這些神經以較短的距離傳輸感
覺與動作訊號——只到脊髓或腦幹就折返回肢體，而不是一路
上到大腦才回頭。這樣省下了大筆時間，讓我們得以對潛在具
有傷害的刺激，做出幾乎是立即的反應。兩者間反應時間的差
異，可以意味著生死兩極的不同結果。

## 動作學習

當我們學習某個動作模式時，神經系統會產生兩個顯著的
改變：神經路徑會發生修飾、強化，並生成新的連結；動作模
式的控制和記憶會轉移到不同的腦區。

你可能聽過這個說法：「那些一起發動的神經元會串聯在
一起。」這個精簡的敘述總結了學習過程的突觸可塑性理論，
加拿大心理學家唐納德・赫布於1949年在他的著作，《行為的
組織》（The Organization of Behavior）一書中闡述了這個理
論。如同我們在第二章中探討的，神經可塑性是腦部的一種能
力，這個能力使我們的腦部在接收到訊息、處理與運用訊息之
後，神經彼此之間得以形成新的連結。雖然更早之前，也有其

他科學家提出神經可塑性的概念，例如美國心理學家威廉‧詹姆斯（William James）和卡爾‧雷須利（Karl Lashley），還有波蘭的神經科學家傑澤‧科諾爾斯基（Jerzy Konorski），但一直以來大多被科學界所忽視，直到赫布開創性的著作，才將這個概念推上重要的地位。

赫布解釋道，「突觸連結的改變，是神經反覆發動的結果。」換句話說，當我們重複某個動作，像是一次又一次地揮動高爾夫球桿，與這個動作控制相關的神經路徑，就會變得愈來愈強、愈來愈快。不只是現有的突觸開始更有效率地發動，還有新的突觸會形成，其他的神經元也會被招募進來一起參與這個動作。如此一來，隨著我們愈常練習，高爾夫揮桿的動作也會變得愈來愈自動化、可靠，而且有力。

一開始，自主和反射動作都會發生，然後也會完全停止。一旦我們決定停下動作，或者激發反射的刺激已經消除，肌肉就會停止收縮，身體也會回到靜止狀態。然而，當我們執行一個自主動作非常多次，或是某個反射持續地被激發，神經系統就會改寫。

神經系統喜歡盡可能有效率地運作，因為快速地做決策有助於個體的存活。當我們持續地重複相同的動作或姿勢，神經系統就會開始把那個動作或姿勢變成自動化，因而形成我們的肌肉記憶。隨著動作模式的學習愈來愈深化，模式的控制便轉移到不同的腦區，這會讓負責做自主決策的腦區，得以專注在

需要意識注意的新事情上。

　　為了展示低階層的腦區，如何接手那些已經熟練了的動作控制，研究者在2010年對10個正在學習一種單純的手指動作的人進行腦部掃描。開始進行每日練習的頭兩週，大腦皮質中規畫複雜行為、做決策和集中注意力的區域——也就是前額葉皮質（圖4）——會和其他腦區密切互動。經過四周的練習之後，前額葉皮質活化的程度會降低，與其他腦區的連結也會變弱。隨著受試者熟悉新技巧，對於意識專注的需求也漸漸減少。

　　經過了四個星期的測試期，運動皮質（圖5）和基底核（basal ganglia，圖4）的活躍程度都增加了。基底核是皮質底下的一叢神經元，在學習、記憶、自主動作控制和習慣形成的過程裡，基底核都有參與其中。基底核和運動皮質之間連結的強化，與動作的計畫和控制的進步習習相關，也和前額葉皮質參與程度的減低有關。

　　動作學習的過程是漸進的。一個動作的重複次數愈多，它的學習就愈深化，自動化程度愈高，意識參與的程度也愈低。當動作的學習完成後，不只動作控制轉移到不同的腦區，連動作記憶的儲存也會換位置。


## 動作記憶的儲存

　　數十年來，科學家們對於長期「肌肉記憶」是否儲存在腦

部爭論不休，最後終於在2006年找到了答案。日本的科學家們透過研究老鼠的眼球動作發現，當小腦皮質（外層）所創造的短期動作記憶轉移到前庭核（vestibular nucleus，參見圖4）之後，就會變成長期記憶。

那些關於視覺化技巧（visualization technique）效力的研究證實了一件事：即使沒有真的做出動作，仍然可以練習動作技巧、強化已習得的動作模式。僅僅只是透過想像我們正在執行某個任務，就足以使腦部以幾乎相同於真的做出那個動作的方式運行。腦部的掃描顯示，不論是真的以軀體實現動作，或者只是以視覺化想像自己正在做那個動作，腦部進行計畫與準備的方式都是相同的；無關乎你是否做出動作，或者只是在動作發生——初級運動皮質啟動——之前就停下來。

視覺化技巧，讓運動員和表演者得以在不受感覺干擾、物理限制和受傷風險的狀態中練習。事實上，1980年奧林匹克運動會比賽前，俄國的教練們實施了一個試驗，結果顯示視覺化不只有效，甚至比軀體的訓練還更有效。教練們將他們的運動員分成四組：第一組100%做軀體訓練，第二組軀體訓練75%、視覺化25%，第三組軀體訓練和視覺化各半，第四組軀體訓練25%、視覺化75%。不可思議的是，第四組運動員的表現竟然展現出最為顯著的進步，他們用大部分的時間想像自己的動作，而非真的去進行軀體的訓練。

即使我們沒有主動地練習已習得的動作模式，它們仍會跟

著我們頗長一段時間。雖然突觸連結會減弱，神經元路徑仍然保有遺跡，也會儲存著如何執行某個動作的記憶。一個由 L.B.·希爾（L.B. Hill）所執行的研究發現，即使經過二十五年完全不打字，打字的技巧仍然被保留著。其他研究也發現，雜耍、開車和破解迷宮的能力，即使經過多年不用，它們仍能快速地回憶起來，並且恢復原本的狀態。如同俗語說的：就像騎腳踏車那樣。

儘管已習得的動作技巧具有永久保存的潛力，我們仍能學習新的動作模式以改寫舊的。老虎伍茲（Tiger Woods）這位高爾夫運動員的學習能力就是個美妙的範例，他曾在二十年內解構又重建自己的揮桿動作，不是一次兩次，而是三次。曾經是個完美主義者的伍茲，似乎很享受於運用他的分析和體感技巧來追求完美的揮桿。

透過觀察伍茲第一次改變揮桿模式的歷程，我們可以學到重要的一課。就在伍茲剛結束 1997 年的名人賽（Masters Tournament），並以 12 的紀錄獲勝之後，他和當時的教練布奇·哈蒙（Butch Harmon）討論改進揮桿的可能性。哈蒙認同但提醒伍茲，在改變的過程中可能難保比賽的競爭力。伍茲聽不進去，堅信自己可以一邊比賽一邊採用新的揮桿。結果他步入了自己有史以來最差的球季之一，在 1997 下半年進入著名的低潮期，1998 全年僅贏得一場錦標賽。

哈蒙知道自己在說什麼。減低抓握的力量、調整起桿、上

桿時抬升左臂、改變桿頭的角度、協調手臂和髖的時機，一次要改變的東西太多了，更何況還要維持世界級的表現。哈蒙也明白，當身處於競爭的壓力之下，試著以這樣的新方式學習揮桿幾乎是不可能的任務；這也是許多高爾夫運動員嘗試改變揮桿卻以失敗告終的原因。

身處壓力之下時，神經系統會仰賴最快速的動作神經路徑。最深刻習得的動作模式，所需要的意識思考最少，讓神經系統因而得以用最有效率的方式執行動作。伍茲之所以在1998年的球季遭遇困難，是因為他嘗試使用還處於試驗性、還不夠可靠的新揮桿方式。控制新揮桿法的神經路徑，還沒有強固到足以承受比賽壓力，壓力使他回復到舊的揮桿，也可能產生新舊方法的某種混合，還有許多的沮喪挫折。

哈蒙最終說服伍茲暫時退出比賽一年，好讓他從頭開始學習新動作，一次只加入一個元素。排除了比賽的壓力，伍茲才能夠慢慢地、有意識地練習新的揮桿。伍茲的體驗是，在沒有壓力的環境中練習，不會誘發舊的模式，他才能發展並掌握新的動作模式，並讓它愈來愈強固、愈來愈有效率，直到它超越舊的模式。

就在1999年五月的拜倫尼爾森高球賽（Byron Nelson Championship）之前，伍茲滿意地打給哈蒙說：『我搞定了。』在接下來的兩個球季裡，伍茲贏得了17場美國職業高球巡迴賽事，包括2000年的美國高爾夫公開賽，在那場賽事中他以

創紀錄的15桿獲勝。這也是有史以來，第一次有人在四大公開錦標賽獲得四連勝。從1999年八月到2004年九月，伍茲都是世界排名第一的高爾夫運動員。他用以改變揮桿所付出的時間與努力絕對值得，而伍茲在2004到2010年之間又一次重複了這個改變模式的過程。

## 思考一下你的動作模式

我們終其一生都在學習和駕馭新的動作技巧。下一回當你執行以下的活動時，不妨留意一下肌肉記憶裡的動作模式是如何地根深蒂固。如果你試著以不同的方法來做這些事，你將會發現這有多困難，並感覺到自己有多麼不協調！

- 刷牙
- 梳頭髮
- 穿衣服
- 開車
- 以慣常的步調走路
- 運動
- 以電腦工作
- 使用電話
- 準備晚餐

雖然掌握這些動作模式讓你得以有效率地度過一天，它們卻也可能真的造成長期疼痛和身體的損傷。接下來將會說明，每天自動化、下意識地使用身體的方式如何導致大多數的肌骨狀況，像是背痛、脊椎側彎、椎間盤的問題、骨關節炎等等，族繁不及備載。下一章裡，我們來探討肌肉記憶的負面影響。

# 第五章
# 為何我們會喪失控制、感覺與覺察

　　假裝你正要開始一份新工作，而且還是你第一份坐辦公室的工作，突然之間，大部分清醒的時間都花在桌子和電腦前坐著工作。再假裝你還有一點近視，每當你坐下工作時，會把頭和脖子往前伸一點點以便將螢幕看得更清楚。接著將雙手提起、手臂向前並向內旋轉好讓你在鍵盤上打字（圖6）。

　　我想邀請你真的體驗看看這個姿勢會帶來什麼樣的感覺。不論你身處何處，請閱讀接下來的幾個段落，然後放下書本，讓自己嘗試這個練習。

　　坐直、讓身體長高，雙腳平放地面，位於膝蓋正下方，或是比膝蓋前面一點；讓頭輕鬆地座落在脊椎頂端，雙眼看向前方，手臂輕鬆垂掛在身體兩側。

　　現在，讓頭部向前移動一些，好像你想要把電腦螢幕看得更清楚，當你這樣做的時候，留意一下你感覺哪些肌肉正在收縮。你感覺收縮發生在哪裡？如果還沒有感覺到，就再一次做這個動作。有可能你是讓軀幹固定、只有用頸部肌肉讓脖子探向前方。或者也可能是縮短腹部肌肉，骨盆捲向下方，把背部

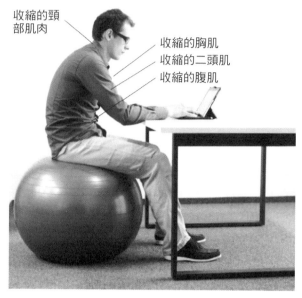

收縮的頸
部肌肉

收縮的胸肌
收縮的二頭肌
收縮的腹肌

圖6：典型使用電腦姿勢下的肌肉收縮

拱成圓形。更有可能的是，你把這兩個動作結合在一起。

再一次重複這個動作，注意頭部探向前方時肌肉收縮的感覺，以及回到起始中立位時肌肉的放鬆感。

現在將手臂帶到身體前方，手掌向內轉，彷彿你正要敲打鍵盤。當你這麼做的時候，留意身上哪些肌肉正在工作。如果這一次不容易感覺，放鬆後再重新做一次，試著以非常慢的速度移動。你可能會感覺到當你進入打字位置時，胸口與二頭肌肉正在收縮。

每一次當你坐下來開始在新工作上下功夫時，頸部、胸口、二頭和腹部肌肉都收縮，帶你來到打字的姿勢。一開始這

個對你而言的新姿勢，或許感覺不舒服且疲累，每隔幾分鐘，你會本能地在椅子上放鬆後背，並且下意識地找理由起身走走。

若你日復一日地重複這個姿勢，神經系統會說：「嘿，他好像喜歡這樣坐著。讓我們幫他一把，讓他一直保持這個姿勢！」於是這個姿勢的控制，開始從前額葉皮質轉移到下層腦區，以自動化、下意識的方式運行。你也對於保持這個姿勢的感覺變得習以為常，日復一日好像感覺愈來愈舒服。如此一來，就不用對你的姿勢浪費精力和意識的注意，而可以專注在工作上。

肌肉記憶的好處是讓我們更有效率，但它也有副作用：肌肉記憶會損害動作控制、感覺與覺察。這可能會導致那些使我們置身於疼痛、損害身體的姿勢與動作模式。讓我們一起來看看這是怎麼發生的。

## 為什麼肌肉持續緊繃

當我們想要移動時，腦部會發出訊息讓肌肉開啟收縮期。這是腦部唯一可以傳送給肌肉的訊息類型；它無法送出「放鬆」的訊息。當動作完成，腦部停止發送收縮的指令後，肌肉才自動地放鬆回到放鬆期的正常靜止長度。

如果腦部持續發送「收縮」的指令給肌肉，放鬆期就無法完整地發生，甚或完全沒有機會發生。放鬆的程度，取決於腦

部發送收縮訊號的頻率。收縮指令愈常發出，放鬆期就愈少發生。當這訊號的頻率非常密集時，放鬆期完全不會發生，肌肉也會進入強直收縮（tetanic contraction）。

雖然這聽起來像是你想要避免的，但大部分骨骼肌的收縮確實是強直的；我們得要仰賴持續收縮來協調動作、維持平衡和姿勢。在意識主控的自主動作中，像是抬起一個沉重的箱子，強直收縮只會發生在你抬著箱子的那幾分鐘。一旦你將箱子放下，大腦不再命令肌肉收縮，放鬆期就可以發生。這一切是因為動作的控制發生在大腦的意識部分。

不過，如果我們一再重複相同的姿勢或動作，它會漸漸變得自動化，而我們也會慢慢地放掉對它的意識與自主控制。當我們太常重複一個姿勢或動作時，相關的肌肉將不會完成它的放鬆期。它們會繼續保持某種程度的殘餘張力，休息中的肌肉出現這種下意識的部分收縮，稱之為肌肉緊張（muscle tone or muscle tonus）。

就如同大部分身體的其他部位，肌肉的張力也有高低不同的程度差異。當肌肉異常鬆弛時，稱為低張（hypotonic）。當肌肉異常緊繃，像某些神經性疾病會發生的狀況，稱之為高張（hypertonic）。對大多數人來說，常態往往介於兩者之間。

我們需要某種程度的靜止肌張力來維持平衡。肌肉中一點點的張力幫助我們更快速地移動，因為這樣的話，神經系統僅需傳送較少的訊號就可以執行動作。由於我們有習慣的姿勢與

動作模式，因此在不同的肌肉裡都會形成程度不等的靜止肌張力。

我們在前一章裡得知，動作模式的創造和儲存發生在腦部。肌張力的程度同時取決於習得的動作模式（神經系統發送訊息使肌肉收縮），以及負責感知與維持肌肉長度的感覺運動回饋迴路（sensorimotor feedback loop）。

這個感覺運動回饋迴路，就是伽馬迴路（gamma loop，圖7），它由阿爾發（alpha）與伽馬運動神經元、感覺神經元、骨骼肌，和一種稱為肌梭（muscle spindle）的本體覺受器這五項所組成。

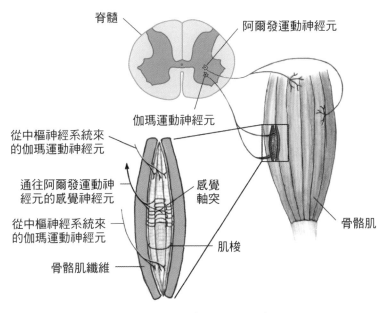

圖 7：伽馬迴路（Sarah Warren）

阿爾發運動神經元支配（以神經供應）骨骼肌，而伽馬運動神經元則是支配肌梭內的肌纖維。阿爾發和伽馬運動神經元會轉傳來自腦部和自動回饋迴路的訊息。纏繞在肌梭外的感覺神經元則是感知肌肉長度的改變，並且將這個資訊發送給阿爾發運動神經元，讓它能夠調節骨骼肌的長度。

不幸的是，當腦部對肌肉發出反覆收縮的指令時，伽馬迴路會失控。伽馬迴路裡的運動神經元過度活化或失衡的發動，會增加肌肉張力與痙攣，甚至造成嚴重的強直或僵硬。

如同稍早所述，一定程度的肌肉張力是有益的，因為這讓我們能夠站立與快速移動。但當肌肉變得緊繃到無法完全放鬆時，糟糕的事情就發生了：緊繃的肌肉感覺起來又痠又痛，拉扯骨骼偏離正常的排列，壓迫關節，增加肌肉痙攣與受傷的風險，還會使血壓上升。

想像一下你的腿部肌肉因為馬拉松訓練而變得長期緊繃。因為過度使用的緣故，腿後肌群、四頭肌和小腿肌都形成許多的殘餘肌張力——它們也許總是保持著20%的收縮。這緊繃整天困擾著你，有時還會小腿、大腿後側抽筋。不論如何伸展、按摩，或用滾筒工作你的肌肉，它們就是不肯放鬆。

被動伸展或按摩這類外加的整復矯正對於肌肉張力幾乎沒有任何影響，因為它們無法改變腦部發送的訊息，它們對於伽馬迴路的活性也沒有持久的影響。若要改變訊息並讓伽馬迴路回復一般的基礎活性，我們需要以緩慢而有意識的動作來改寫

神經系統。你將會在第九、十和十四章學到操作的方法。不過這只是其中一片拼圖。隨著慣性肌肉模式的形成，我們也失去了感覺和覺察的能力，使得改變模式和脫離疼痛變得更困難。

## 感覺的應變（Sensory Adaptation）

當疼痛處理系統愈敏感時，傷害覺受器也愈常被活化，在新的刺激出現時和出現之後，感覺系統會以最高的程度運轉。但即使刺激仍然存在，一小段時間後這些受器還是會回復一般的靜止狀態。這稱為感覺的應變。

想像一下你到冰涼的海水裡游泳。一開始腳趾浸入水中時，感覺寒冷得受不了。如果在那裡站個幾分鐘，讓波浪輕輕拍打雙足，你會漸漸適應溫度並開始感覺舒服。向更深的地方涉水前進，每一次接觸到新的身體部位，你都會歷經這個現象，直到你完全浸入水中，海水會比一開始感覺的溫暖許多。當這現象發生時，你的溫度覺受器——用以感知溫度的受器——已經回復到靜止狀態。

我們對於新的感覺也會採取類似的應變方式，不論是觸覺、聲音、嗅覺或味覺。剛戴上新手鍊時可能會有點困擾、使你分心，直到你習慣那個金屬接觸手腕的感覺。汽車警報器這種重複的聲響一開始很惱人，但很快地就退到背景音裡。走進房間裡嗅到不好聞的氣味使你難以忍受，但幾分鐘之內就幾乎

不會再注意到它。加了很多糖的飲料似乎太膩，但啜飲幾口之後你又會習慣那個口味。

說到習得的動作模式和姿勢，前庭與本體覺系統也會發生適應性的變化。當我們以同樣的速度移動時，前庭系統一下子就適應了；因此即使搭乘時速六百英里的飛機，我們仍覺得自己靜止地坐著。同樣地，如果我們輕輕點頭向前或向一側，過一陣子後，這個傾斜的姿勢會開始感覺像是正常。這樣的適應是前庭與本體覺系統一起作用的結果。

記住，本體覺受器是位於肌肉和關節裡的感覺受器。關節內的本體覺受器，可以迅速地偵測到關節角度、方向和運動速度的變化。它們擅於在我們移動時偵測關節位置的改變，但對於關節的靜止位置所能提供的資訊則是寥寥無幾。這樣的應變能力在動態下是有助益的，但卻使我們即便處於有害的或糟糕的靜止姿勢，仍然能夠覺得舒適——例如彎腰駝背地坐在電腦前面。

肌肉裡面的本體覺受器位於肌梭，常被當作是感受伸展的受器，因為它們能夠感知和適應肌肉長度的改變。當肌肉長期收縮時，本體覺受器的調節，會讓我們感覺肌肉不至於像真實的狀況來得那麼緊繃。換句話說，隨著肌肉張力上升，肌肉裡多餘收縮漸漸感覺起來像是常態。然而這可是個惡性循環：本體覺的應變讓肌肉保持在緊繃狀態，而本體覺又繼續去適應愈來愈緊繃的肌肉。

感覺的喪失，是慣性肌肉模式形成的關鍵因素。隨著我們日復一日坐在電腦前，神經系統藉由收縮某些肌肉來讓我們保持彎腰駝背的姿勢。本體覺和前庭系統讓我們得以在這樣的姿勢下愈來愈感到舒適，即使這正緩慢地破壞身體。於是我們開始感覺駝背向前是正常的，甚至覺得挺好的，坐直起來反而變得費力而不舒服。這讓我們難以改善姿勢；我們不只喪失了完全舒展肌肉的能力，而且向上延長的坐姿感覺就是不對勁。大多時候受到幸運眷顧的我們，不會注意到這種下意識的應變，直到有一天它終於造成了疼痛。

## 為何覺察如此重要

「覺察」這個字隱約有種「新時代」（New Age）的味道，使它聽起來好像沒有實際上那麼重要，但它確實是我們腦部重要且全然真實的功能。覺察意指對某種事物是有意識、覺知的狀態。如果我們想要避免產生有害的動作模式，那就絕對少不了覺察。

透過集中注意力，我們可以提升自己的覺察：選擇性地專注於特定的事物，並且暫時無視其他的事情。每一個片刻都有海量的感官資訊進到腦部，而我們可以選擇將注意力集中在其中任一部分。透過將視線集中於某個物體，我們能夠觀察到最微小的細節。藉由專注的聆聽，我們可以在嘈雜擁擠的餐廳裡

聽到隔壁桌發生的對話。

同樣的，我們也能把注意力放在本體感覺。用個簡單的例子，把頭向前傾倒，由於智慧型手機與電腦的持續使用，這個姿勢習慣在美國人之中愈來愈普遍。

當你閱讀這些文字時，你的頭部很可能是傾斜向前的。將你的視線抬起看向前方，讓頭部回到直立並安放在脊椎的頂端。留意這個位置和頭前傾的感覺差異如何，也留意一下自己會多快回到前傾的位置。哪一個姿勢比較舒適？在兩種姿勢下，你能分別感受到哪些肌肉是收縮、哪些是放鬆的嗎？你能夠讓肩頸胸口的肌肉放鬆，使得看向前方的動作是舒適的嗎？當你將頭部分別維持著這兩種姿勢時，請真的花個幾分鐘來感覺肌肉裡的差別。

現在你已用了所需的時間，來注意這兩種姿勢感覺起來的不同，你或許會開始更加留意到頭部的位置。事實上，一旦你學到或注意到某個新東西，很難不去留意到它。腦部傾向於去注意我們剛學習到的事情，這稱為巴德爾—邁因霍夫現象（Baader-Meinhof Phenomenon），或是頻率錯覺（frequency illusion）、時近效應（recency effect）。當你集中注意力於某個之前不曾留意的東西時，像是某個新詞或內在感覺（比如頭的位置），你即會對它變得更有意識。現在每當看到那個新詞時，你會有意識地認出它，而非只是下意識地略過它。

同樣的，現在當你保持頭部前傾，腦部將會認出這個本體

感覺，而不是忽略它。恭喜！你已向肌肉模式的重新訓練邁出了第一步——發展本體覺的覺察，看看當你沒留意的時候，肌肉在做什麼。

你可以把注意力想成是聚焦且活躍的。而覺察則是廣泛而放鬆的。若你開始關注本體感覺，就會愈來愈有能力覺察它。輔以練習，你不需大費周章注意自己的身體位置和動作。覺察肌肉張力、姿勢和動作是一種技巧，僅僅只是關注頭的位置，你就已經在培養這個技巧了。

我們隨著漸漸學到某個姿勢或動作模式，對於伴隨而來的本體感覺也會習以為常，並且開始愈來愈不會去注意它。覺察的喪失，使我們非常容易在習得的模式裡愈陷愈深，也愈來愈難改變這些模式。為了改善使用身體的方式，我們需要精確地感知自己的起始點。不幸的是，由於我們已經適應了不自然的姿勢與動作模式，使得它們感覺起來既正確又自然。我們通常不會留意到自己正在培養有害的肌肉模式，直到自己感覺到疼痛，或是真的對自己的身體造成傷害。

## 持續改變的神經系統

我希望目前的說明能讓你更明白這些歷程是如何一起運作的。我們持續地在感知與動作，這意味著我們也持續地學習新的動作模式，或是強化既有的。隨著神經系統應變著我們每分

每秒所做出的選擇，對於身體內部各式感覺的覺察，也或多或少產生了改變。

　　絕大多數人出生時都帶著相等程度的潛力和內建能力來感知、移動和學習。然而一生之中我們各自形成如此獨特的動作模式，讓人難以相信大家其實都是從相同的起點開始。有的人可以在保齡球賽中完美表現，而另外一些人在滑雪板上可以空翻四圈。這些技巧都不是與生俱來——它們是透過集中注意力和反覆練習而發展出來的。

　　好消息是，我們有能力集中注意力和提升感覺運動的覺察，減低長期的肌肉張力，並且改變姿勢與動作模式。而壞消息則是，大多數常見緩解疼痛的處置和療法無法幫助我們做到這些，因此它們的正面效益往往只是暫時的。下一章裡，我們將會探討常見的舒緩疼痛的選擇，以及它們的優缺點。

# 第六章
# 常見止痛治療的好處與缺點

　　我們現在知道習得的動作模式，可能導致疼痛和身體結構的損傷，這個問題源於神經系統要我們行走坐臥的方式。

　　傳統的疼痛處置雖然可以提供暫時的疼痛舒緩，卻沒有處理到造成疼痛與身體損傷的真正原因，也就是習得的肌肉模式。

　　在這個章節裡，我們將會探討常用來處理長期疼痛、反覆受傷和肌骨退化的療法，包括伸展、按摩、整脊、物理治療、藥物與手術。我們將會討論各種方法的益處，以及它們為何終究無法處理問題的根本原因。

## 伸展

　　我們從小就被教導，伸展是所有運動的例行公事中必要的一部分。如果我們參與運動或體能訓練，就會用伸展來暖身、收操，甚至中場休息也要伸展以保持柔軟。遺憾的是，伸展通常幫助不大，主要的因素是牽張反射（myotatic reflex/stretch reflex）。

　　牽張反射是上一章裡面提及的伽馬迴路的功能之一（圖

8），當骨骼肌被拉長時，其中的肌梭也會被拉伸。包覆在肌梭外的感覺軸突感知到長度的增加，會將這個資訊傳送給脊髓的阿爾發（alpha）運動神經元。接著阿爾發運動神經元會命令骨骼肌纖維收縮以避免肌肉被撕裂。負責運送這些訊息往返脊髓的，是身體裡髓鞘最緻密的神經元；這意味著它們所攜帶的訊息，比其他如疼痛、觸覺和溫度等感覺，傳送得更快速，對生存而言也更重要。

　　牽張反射的關鍵功用之一，便是幫助我們直立。如果你突然倒向右側，脊柱左側的姿勢肌肉會被拉伸。當這些肌肉裡面

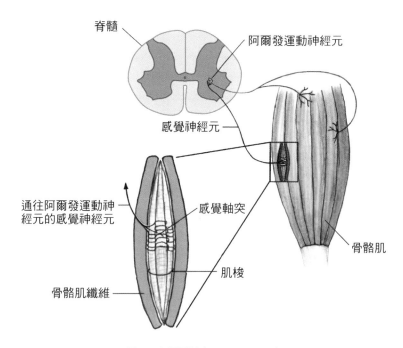

圖 8：牽張反射（Sarah Warren）

的肌梭感覺到自己被拉長時，它們自動地發出收縮的訊息以校正姿勢。我們鮮少意識到牽張反射是如何自動地幫助我們維持平衡、不至於跌倒——不過如果它沒有正常運作的話，我們肯定會注意到。

牽張反射也能避免我們自己拉傷肌肉、肌腱和韌帶，膝跳反射（knee-jerk reflex）就是個絕佳的例子。當醫師輕敲你膝蓋下方的臏骨肌腱時，這會讓臏骨肌腱、股四頭肌與肌腱伸長。股四頭肌裡的肌梭感知到長度忽然增加，便自動地發送指令，要股四頭肌收縮以避免過度拉伸與受傷。當股四頭肌收縮時，腿部就會踢起。如果這個反射消失，可能表示神經生病了，例如受器受損或周邊神經疾病。

當我們實行靜態伸展時，也就是傳統上運動員訓練會教的那類伸展，神經的自主和非自主兩個部分會互相角力，試圖達成相反的結果。腦部發送自主訊息，藉由拉扯肌肉，人為地伸長它們。然而儘管如此努力，牽張反射總會自動介入，使肌肉收縮以免過度拉伸或撕裂肌肉、肌腱和韌帶。這就像是一腳踩著油門，而同時另一腳踩著煞車一樣。

既然牽張反射不讓我們人為地拉長肌肉，為何伸展有時候確實能讓我們柔軟度變好？這有幾個原因。長時間的靜態伸展把肌肉和肌腱拉到超過它們所能伸長的程度，當這發生之後，韌帶就開始被拉長，儘管這讓我們更柔軟，卻也讓關節變得鬆弛而不穩定。一旦韌帶被拉長，它可能無法恢復原本的長度與

強度。

其次，長時間的靜態伸展使得牽張反射變得比較弛緩，讓肌肉有一段時間變得比較能夠被拉長。即使伸展之後可能覺得比較鬆，這個效應很快就會消退。幾個小時之後，當牽張反射恢復正常功能，你往往會覺得肌肉又開始緊起來。

基於這些原因，靜態伸展可能會暫時減低肌肉收縮的能力，尤其是當它被伸展超過一分鐘以上，進而降低肌肉的表現。如果你正要參與一場重要的比賽，這可不是件好事。在1966年到2010年之間進行的104個研究分析顯示，訓練前的靜態伸展會減低肌肉表現、強度與爆發力。愈來愈多教練和訓練員開始理解到，最好的方式，其實是把訓練中將要做的動作以緩慢、溫和的版本當作熱身。透過有意識地練習動作序列，增加通往肌肉和結締組織的血流，這些都會讓大腦與身體為最佳表現做好準備。

最後，伸展之所以讓我們覺得更柔軟，是因為當反覆伸展時，肌肉對於拉長感的耐受性會逐漸累積。即使在天性上，這應該是個不舒服的感覺，但一再重複之後，它仍可能變成是可以忍受的、甚至是愉悅的感覺。身為一名芭蕾舞者，我也深愛那種肌肉拉伸的感覺，每天都渴求著它。它為我提供一種暫時的延長感，並且鬆開我的肌肉，隨著我對那種感覺愈來愈覺得舒服，我便可以進一步把肌肉拉得更長。當然我每天渴求這種感覺的原因，是因為這種「修理」只是暫時的。伸展後不到

二十四小時，肌肉又重回緊繃的狀態。

　　事實上，每個我所遇過曾嘗試用伸展來舒緩長期疼痛的人，都認為這沒有太大的幫助。為何如此？首先，伸展並不會重新教育神經系統。肌肉的拉長並不會造成靜止期張力的持久改變，因為張力是由腦部和伽馬迴路所設定的。這必須透過一種主動的過程來重新設定，也就是透過緩慢而有意識的動作，並且整合肌肉的感覺回饋來重新學習。

　　其次，拉長一條已經很緊繃的肌肉會活化牽張反射，使得肌肉更進一步收縮。溫和的伸展可能會帶來一些舒緩，但如同我們已說明的，肌肉長度的增加只是暫時的，很短的時間之內就會回到原樣。伸展不只對疼痛幫助有限，還可能增加並延長疼痛，因為它會激發牽張反射，使你的肌肉變得更緊。

　　當我終於停止伸展並開始操作臨床身心學的練習之後，感覺自己像是有了一副全新的身體。其中的差異非常深刻，我不再覺得緊繃難受，而是感到自在、舒服與全然放鬆。藉由重新教育神經系統，我得以降低自己的靜止期肌張力。如果你總是喜歡伸展，請試試看開始練習臨床身心練習（你可以在第九、十和十四章開始學習），並且看看自己會有如何不同的感受。

## 按摩

　　按摩療法受歡迎的程度勢不可擋，這也理所當然；除了感

覺很棒以外，它還有一些健康上的益處。若你近期有接受按摩，可能會發現自己面對的是各式各樣數不完的選擇，包括指壓（acupressure）、阿育吠陀（Ayurvedic）、深度按摩（deep tissue）、熱石、淋巴、日式指壓（Shiatsu）、運動、泰式按摩等。每一種都是特殊的技術，透過施加壓力來延展組織、舒緩疼痛、放鬆神經組織、刺激循環系統。

源於東方與中東文化的按摩是最古老的物理治療類型之一，可能比有記載的歷史更早，希波克拉底（Hippocrates）認為它是「搓揉的藝術」，按摩在歐洲的文藝復興時期開始受到青睞。在十九世紀後半，德國的按摩治療師約翰·喬治·梅茲格爾（Johann Georg Mezger）為基礎的按摩手法命名，並且編纂為一套今日以瑞典式按摩（Swedish or classic massage）而聞名的方法。

按摩最顯著的健康益處是，提供觸覺的刺激，這對早期兒童發展與成人整體健康都至關重要。生長激素（somatotropin，或稱人類成長荷爾蒙）的濃度，與我們所接受的身體接觸量直接相關，兒童的完整發展特別需要大量的成長荷爾蒙。1915年有兩個驚人的報告顯示，即使有充足的物理性照顧，美國的孤兒院中仍有至少90%的嬰兒在入院後一年內死亡。少數存活的嬰兒也形成嚴重的身體或心智障礙，最後發現原來嬰兒照護所缺少的元素是觸覺刺激——來自另一個人的身體觸碰。當孤兒院增加額外的人力，讓每個嬰兒每天都有被擁抱、有人陪他們

玩之後，死亡率便大幅下降。

　　身為成人，我們對這種荷爾蒙的需求較低，但即便只有少量，對於細胞的修復與成長仍是不可或缺。乳癌病人的研究顯示，規律的按摩提升他們的免疫反應，研究也認為，**觸碰**對於焦慮、自閉、注意力不足過動症（ADHD）、心血管疾病、阿茲海默症、憂鬱、侵略行為、中風和睡眠等等狀況都有好處。

　　按摩也可以提示神經系統放鬆。2012年，研究者測試了每週兩次、持續五週瑞典式按摩的效應。他們發現按摩顯著降低皮質醇壓力荷爾蒙和精胺酸血管加壓素（arginine vasopressin）的分泌，精胺酸血管加壓素這種荷爾蒙會收縮血管，使血壓上升。按摩也可以提升催產素（一種可以降低壓力與焦慮，並且促進社群連結的荷爾蒙）濃度，並能刺激循環與淋巴系統，促進血液流動，讓廢物排出身體。

　　按摩最大的好處，是它感覺很棒，特別當我們身處疼痛時。傳送觸覺資訊的神經其髓鞘的緻密度高於痛覺神經，因此**觸覺訊息比痛覺傳得更快速**。這說明了為何我們會本能地搓揉疼痛區域附近的皮膚；觸覺會暫時蓋過痛覺，因而帶來片刻的舒緩。

　　按摩感覺很好的另一個原因，是它暫時降低肌肉張力。按壓緊繃的肌肉以延長它們，這和長時間的溫和靜態伸展相同，經過一個多小時的手法延展之後，當你站起來時可能會感覺自己的肌肉彷彿是果凍做的。可惜幾個小時後，你很可能會經歷

我其中一位個案稱之為「回彈效應」的經驗：隨著牽張反射恢復正常，肌肉再次緊繃，次日又再次回到原本的張力程度。

如果你的按摩治療師施加大量的壓力，牽張反射可能會立刻啟動，讓你覺得按摩之後馬上又痠又緊。大略的原則是，如果你在按摩中感覺疼痛，很有可能會在結束後覺得痠。儘管在當下要求按摩治療師的按壓溫柔一點，似乎頗為困難或尷尬，但仍好過於承擔苦果。絕對沒有必要施加會痛的壓力以換取按摩的益處。此外，若你原本就處於疼痛中，深度按摩可能會使肌肉變得更緊，因而增加或延長疼痛。

最後，按摩可以暫時軟化結締組織，使柔軟度和動作範圍增加。肌腱、韌帶、筋膜（負責包覆、支持和分隔身體結果）和疤痕組織（為了癒合傷口而形成）都是由膠原纖維所組成，以不同的型態和密度排列。當肌肉習慣性變緊、動作減少，結締組織也會相對應地變緊繃。動作和加溫，都能讓這些膠原組織變得更加柔軟流動。

按摩界裡，很多人對於研究顯示肌筋膜放鬆技術幾乎沒有持久效果的這個結論感到意外。筋膜對於手法延展的反應並不好，因為筋膜不單純只是膠原組織，它含有平滑（非自主）肌肉細胞，就像器官裡的那些肌肉細胞一樣，而且它是受機械受器所支配。基於目前所知，要讓筋膜放鬆並變得更有彈性，最好的方法就是透過主動的動作來重新教育神經系統，這樣一來，筋膜也將會慢慢適應。

對於有長期疼痛的人來說，按摩最有益處的面向是降低壓力，進而減少疼痛感與神經系統的反應性。按摩本身不足以改變深刻習得的動作習慣，也無法改變靜止期的肌肉張力。雖然按摩所帶來的感覺覺察是有價值的，但如果沒有透過真實的動作教育，以主動動作的形式來接續，幾乎不會有持久的進展。你必須主動重新訓練神經系統，只做按摩是辦不到的。

## 整脊

古老的中國與希臘文化都有施行脊椎整復的技術，藉此緩解背痛、促進健康。十九世紀後期，脊椎整復在美國開始受到矚目，當時丹尼爾‧戴維‧帕爾默（Daniel David Palmer）在愛荷華成立帕爾默整脊學院。

整脊的理論是：關節因為軟組織的損傷而變得受限，或是可動度過高（異常鬆弛），軟組織的損傷可能是源於急性創傷或反覆壓力。整脊照護關注的是脊椎，聚焦於矯正脊柱的半脫位（subluxation），半脫位發生於個別脊椎移位或是變得功能不良。整脊師針對許多不同的肌骨狀況進行調整，像是背部或頸部疼痛，椎間盤膨起或脫出、頭痛、甩鞭傷害、神經感覺與疼痛，以及其他的長期疼痛，例如纖維肌痛症。

當整脊師施行脊椎整復或「調整」時，他們會以快速而有控制的力道對關節施力，讓它移動到適當的排列。病人則要保

持完全放鬆，才不會抵抗這樣的移動。一般認為，關節重新排列會恢復它的可動性，也能緩解肌肉緊繃與疼痛，讓受傷得以修復。

整脊調整或其他任何讓關節「啪」的一聲回復排列的動作，通常會帶來一種鬆開來的愉悅感，並且暫時舒緩疼痛的壓力。若你用心閱讀，或許已經知道我要說什麼——可惜單純操弄身體結構，並不會改變它運作的方式。幾天或甚至只是幾小時之內，已習得的動作模式和長期的肌肉張力又會拉扯並再次讓關節脫離排列，然後你又得預約下一次的整脊。

儘管有些人認為定期拜訪整脊師對他們有好處，仍然有些潛在的副作用，包括疼痛增加、頭痛、頭昏、中風或甚至死亡。一份對2001年到2006年間發表的醫學文獻的回顧發現，整脊病人的副作用發生率介於30%至61%之間。2014年，美國心臟協會（American Heart Association）發布了一份聲明，促請健康照護專業人員、整脊師和病人留意頸椎調整造成中風的風險。

2010年發表在臨床診療國際雜誌（International Journal of Clinical Practice）的回顧文獻，評估了整脊調整的死亡率——通常是由椎動脈剝離所造成——得出的結論是這個處置的風險遠高於益處。

若你選擇接受整脊治療，請確保自己了解相關的風險，如果困擾的狀況可以藉由其他方法改善，或許不值得冒這些潛在

的風險。

# 關鍵

即使伸展、按摩和整脊整復可能有些益處，它們都沒有處
理到疼痛的潛在原因、異常的結構排列和肌骨退化這些問題。
骨頭本身不會產生動作，除非有肌肉帶動；肌肉自己不會產生
動作，除非神經系統操控它動起來。神經系統決定我們的站立
與移動方式、肌肉的緊繃程度，以及最終哪一種肌骨疼痛和退
化會找上我們。

關鍵在於，要重新教育神經系統並改變習慣性動作模式的
話，主動的動作是必要的。說到這個，讓我來談談肌骨疼痛的
主流中，唯一奠基於主動動作的治療：物理治療[1]。

# 物理治療

雖然物理治療常常運用按摩或其他被動的手法技巧，但它
其實聚焦於廣泛地運用主動的動作來提升功能、減低疼痛和修

---

1　就文意脈絡而言，此處的物理治療所指的並非熱敷、電療、遠紅外線、超音波、
　　牽引等儀器復健；而是以動作復健為核心，透過主動做動作來達到改善的物理治
　　療方法。

復受傷。

彼赫·亨利克·林（Pehr Henrik Ling）是醫學體操的開創者，也是西方文化中運用按摩的先驅，他使體能運動成為一種可被接受的方法，奠定了以其治療疼痛和疾病的基礎。在十九世紀晚期與二十世紀早期，各種各樣的物理治療變得相當盛行，許多專業學校也在當時成立。美國在1940年到1950年之間的小兒麻痺大流行，創造了大量對物理治療的需求，這個專業開始爆炸性地成長。

研究為物理治療的效益提供了清楚的證據：物理治療不只有助於急性受傷的復原，也對長期疼痛有好處。當背痛者經過了納入主動運動的物理治療之後，和只接受被動療法的人相比，疼痛更快減低、功能恢復更多、需要使用的藥物更少，健康照護的花費也更低。研究也顯示，愈早接受物理治療愈好。疼痛的狀態持續愈久，健康照護的花費就愈高，需要以注射或手術處理的可能性也愈高。

物理治療師可能會依據病人的需求，開立運動處方來改善肌力、關節活動範圍、身體活動度和平衡。典型而言，肌力鍛鍊的運動會聚焦於受傷處。舉例來說，一個處於肩膀手術復原期的人，會接受運動指導來培養肩關節周圍肌肉的力量。在受傷或手術之後，這個方法可以很有效地鍛鍊肌力和恢復功能。

儘管物理治療有許多益處，仍有兩個主要的因素，說明對於長期疼痛的病人，為何有時它可能不如預期地有效——或是

最好當作第二線的治療。第一，肌力鍛鍊的運動通常用來矯正姿勢和動作的不平衡。然而，這些病人的議題往往不是力量不足；長期的緊繃與受損的動作模式反而更常是主要因素。肌力鍛鍊的運動可能會使目標的肌肉變得更緊，有時更增加肌肉的痠痛。長期疼痛者更需要的是讓長期緊繃的肌肉放鬆，而不是去強化它。

第二個原因是，物理治療通常不會處理到全身性的動作模式。舉例來說，假設一個人有左膝疼痛，可能是因為他站或走的方式，對膝蓋產生了不適當的壓力，使得周圍的肌肉和結締組織以不自然的方式對關節產生拉扯。所有的這些壓力與不平衡產生了發炎與疼痛；隨著時間累積，這會導致關節的退化。在這個節骨眼上，肌力鍛鍊的運動可能還無法消除疼痛。他必須先改變整個身體動作的方式，否則將會進一步損傷膝蓋。

如果一個人已經來到了部分或全部的膝蓋軟骨都已磨損的程度，他可能會接受膝關節置換手術或軟骨移植。任一種方法都可能在短期之內降低疼痛，為他提供許多幫助。然而，如果造成膝蓋損傷的前提——動作模式——沒有獲得處理的話，進一步的損傷仍會發生。他可能會面臨新長出來的軟骨的流失、膝蓋或身體其他部位的疼痛，或者需要第二次關節置換。

物理治療確實對許多病人有益處，尤其是對於急性傷害或手術後的肌力重建。但它沒有處理到長期的肌肉緊繃和全身性的動作模式，也就是造成大多數長期疼痛、反覆受傷和關節退

化的原因。對於多數的長期疼痛患者來說，當他們先處理了根本的肌肉張力和動作模式之後，傳統的物理治療運動才能發揮最好的效果。

## 止痛藥

當你身處疼痛時，任何能夠舒緩那些持續悶痛、抽痛或燒灼感的東西，對你來說都會像是個奇蹟。儘管止痛藥只能帶來短暫的舒緩，卻能對情緒狀態產生顯著的正面影響。

我們已知道，長時間經歷疼痛時，神經的應變會使神經系統變得敏感化，即使源頭已經痊癒，疼痛的感覺還是會因此延長或增加。我們也在第二章裡提到，手術前及早且策略性地使用阻斷疼痛的藥物，可以預防敏感化的發生，手術中的藥物運用也可以輔助預防術後長期疼痛的形成。既然那麼多手術病人在術後形成長期疼痛，這些技巧應該要盡可能地常規使用，來降低長期疼痛的風險。

止痛藥阻斷疼痛感覺的作用方式很多元。非類鴉片（nonopioid）止痛藥，像是其中最常見的乙醯胺酚（acetaminophen）和布洛芬（ibuprofen），透過抑制前列腺素（prostaglandin）的產生來發揮作用，前列腺素是一群在發燒、發炎和疼痛的過程中參一腳的脂質化合物。乙醯胺酚在中樞神經系統裡防止前列腺素的生成，而布洛芬阻斷合成的作用則是

發生於全身。這說明了為何布洛芬可以降低受傷處的發炎，而乙醯氨酚卻不行。

我們的腎上腺會合成皮質醇（cortisone）這種荷爾蒙，這是壓力下身體戰逃反應的一部分。人工合成的皮質醇，稱為皮質類固醇，它是一種強力的藥物，可以舒緩疼痛與降低發炎，可以採用口服攝取，或者注射到關節或軟組織裡。

儘管皮質類固醇注射，可以相當有效地提供暫時的疼痛舒緩，對於長遠的復原卻是適得其反。那些接受類固醇注射的疼痛病人，復原率低於接受物理治療，或甚至什麼都沒做的人。2010年一篇回顧了四十一個研究的文獻發現，肌腱病變者接受類固醇注射的人，復發率比未接受治療者高出62%。可以預期的是，病人接受的（類固醇）注射愈多，完全康復的機率就愈低。（類固醇）注射還有可能造成感染、疼痛增加、軟骨軟化、肌腱破裂或弱化。

在第二章裡，我們討論過類鴉片藥物，以及他們如何透過與類鴉片受器結合來阻斷疼痛感。跟所有的止痛藥相同，它們的效用是短暫的，但類鴉片還多了了成癮的風險。只要一個禮拜連續規律使用，神經系統就開始依賴類鴉片，使得病人得要服用更高的劑量以達到相同的疼痛舒緩程度。類鴉片也和其他藥物相似，與酒精和某些抗憂鬱劑、抗組織胺、助眠藥等混用的話，可能有危險的副作用——而當人們試著舒緩疼痛和相關症狀時，普遍都會使用這些東西。基於相關的風險，類鴉片最好

是在急性疼痛的狀況下短時間使用，而且使用的劑量應當要受健康照護專業者的監控。

　　服用止痛藥的另一個風險是，藥物可能會掩蓋疼痛，可能使人更進一步地傷害自己的身體。運動員接受類固醇注射後繼續比賽，將使他承擔受傷加重的風險，拖長恢復時間，增加他們需要手術的機會。非運動員可能會每天服用布洛芬或類鴉片處方藥，然後繼續他們的日常生活，繼續從事那些真正造成受傷、疼痛的活動和動作習慣。

　　止痛藥可能會延長疼痛的狀況與受傷，有時甚至還會讓它們惡化。它使我們誤以為自己已經找到解方，而事實上我們卻持續做著那些會使情況更惡化的活動，如果沒有止痛藥，這些活動就會因為太過疼痛而無法從事。既然許多肌肉與關節疼痛，都能夠藉由神經系統再教育而舒緩甚至消除，使用藥物來控制疼痛對大多數人來說，顯然不是最好的長期解決方案。

## 手術

　　我們在第一章探討了手術的危險，以及它對長期疼痛缺乏效益。我想再提出一些簡要的重點讓論述更完整。

　　首先，在某些長期疼痛的案例中，手術絕對是最佳選擇。當身體結構的受損，已經超越了能夠以休息和改善活動來自我修復的程度時，手術可能是必經之路。關節置換手術大多都很

成功，然而請記得，手術不會改變你已習得的動作模式，這些動作模式在手術後仍會存在，也很可能會繼續損傷身體，使你未來可能需要再次接受手術。處理長期肌骨疼痛和退化的手術，應該要一律以動作再教育來延續，處理造成這些狀況的原始根源。

其次，有一些手術技術是透過改變神經系統，或是作用於神經系統，來處理疼痛的感知。醫師可能會把電刺激放到脊椎附近，協助控制和減低疼痛。手術醫師可能會摧毀一部分的周邊神經，甚至可能會犧牲掉脊髓和腦部裡面的疼痛路徑。通常只有在其他所有的治療都無法改善疼痛時，才會考慮這些選項。

## 真正的解決之道

通常當個案終於來到我這邊學習臨床身心學的時候，他們已為疼痛試遍了所有可能的治療。有些方法確實帶來一段時間的改善，但大部分卻連一點幫助也沒有。因為外力、徒手、藥物或手術都不會改變從神經系統發送出來的、深度習得的自動化訊息。

幸好在過去的數百年裡，有些好奇而聰明的人悟出了這個道理。從二十世紀起，一系列的動作教育者和科學家們開始探索身體使用慣性如何影響健康與功能。下一章裡面，你將會聽到他們的故事，學到他們所發現的奧祕。

# 第七章
# 身心學教育的演進

## 費.馬..亞歷山大（F.M. Alexander）

費德烈克·馬提亞斯·亞歷山大（Frederick Matthias Alexander）於1869年出生於澳洲，他在童年時期備受呼吸困難等健康問題的困擾。儘管他有呼吸與說話的困難，他對劇場的熱愛仍引領他追求演員、詩歌唱誦和其他受歡迎的文學創作等志業。

經過多年的職業朗誦之後，亞歷山大持續的呼吸問題開始干擾到他的工作。觀眾中的朋友會聽到他說話時喘著粗氣，表演時聲音偶爾會變得沙啞，他於是尋求醫生的協助。亞歷山大被診斷為喉嚨黏膜受到刺激，以及聲帶發炎。醫生建議他接受手術以解決這些問題，但他拒絕了。

亞歷山大試圖讓自己的嗓子休息，但這並沒有幫助。由於他的聲音沙啞僅在表演時發生，卻不會在日常談話中發生，因此，亞歷山大得出結論：他在表演中所做的某些事情（與他使用聲音的方式有關）使他失去了聲帶的功能，於是他開始著手弄清楚原因到底是什麼。

亞歷山大知道他是出於下意識在使用聲音，所以他需要第三者的觀點好給他準確的評斷，他決定在談話和朗誦時照鏡子觀察自己。他注意到一旦自己開始朗誦，就會習慣性地將頭向後拉，而這個動作會壓迫他的喉嚨，並使他在呼吸時喘氣。經過了仔細的觀察，亞歷山大注意到，這個習慣也出現在平常講話的時候，只是程度比較輕微罷了。

亞歷山大推測他朗誦時的動作和維持姿勢的方式，直接導致了他的聲音問題。他好奇這個習慣是否也引發了其他問題。不正確的呼吸是罪魁禍首嗎？是他習慣性地把頭向後拉嗎？還是壓縮喉嚨的方式導致他無法順利地發聲？

經過了幾個月的實驗調整，亞歷山大發現自己在朗誦時，漸漸能夠某程度地防止自己把頭向後拉，這個調整也引發了其他兩個習慣的改善，隨著亞歷山大逐漸改變他過往根深蒂固的模式，他開始重新使用自己的聲音，而聲音沙啞的頻率也變少了。醫生再次為他做檢查，喉嚨和聲帶的狀況確實有了明顯的改善，亞歷山大的推測由此得到了證實：表演時，使用身體的方式直接影響了聲音的運作方式。

亞歷山大針對「說話」進行了大量實驗，他將頭部和頸部定在不同的位置，試圖找到聲音使用的優化方法。後來，他意識到自己頭、頸部的動作方式，直接影響了整個軀幹的使用。他觀察到頭、頸部的任何錯用，都會扭曲他的姿勢，並使他的身形縮短，這個觀察是一項非常重要的發現。他開始領悟到

頭、頸和軀幹的互動關聯，它們彼此之間構成一個更廣大的張力模式。同時，身體某個部位的使用方式，會直接影響其他部位的使用。後來，他將這種頭部、頸部和軀幹之間的關係，稱為「身體基礎控制」（primary control）。

隨著亞歷山大繼續不斷地探索，他有了更多發現，儘管他覺得在自我重新訓練一事上，已有很大的進步，但也注意到當他在表演時，仍然很容易會自動回到舊習慣，表演的壓力總是會觸發這些熟悉的舊有動作模式。他決定嘗試以他稱之為「抑制」（inhibition）的方法進行實驗，即練習完全不去回應因為表演而產生的「刺激」。當他逐漸適應不在壓力下自動反應時，便能夠抑制自己舊有模式下形成的錯用。

亞歷山大意識到，「專注於表演的目的」使他不得不依賴習慣模式，而透過放慢腳步並把注意力放在自己如何回應上，他可以教導自己以不同的方式回應，亞歷山大稱這個方法為「重視過程」（means whereby）。藉由專注於「找到實現目標的方式」（換句話說，專注於過程而不是目標本身），他反而更成功地實現了目標。

亞歷山大花了無數時間在鏡子前自我觀察，讓他獲得了另一個關鍵發現：他對於自己身體使用方式的內在感覺，與他在鏡子中所見的十分不同。他還觀察到，若以自己在理智上所認知的正確方式站立和移動，不只很困難，而且還經常會使他感到不對勁。他親身經歷了本體感覺隨著動作模式慣性化而發生

調整的這個過程。鏡子，在亞歷山大的探索中是極為重要的工具，如果他僅依靠自己對身體使用方式的內在感覺，那麼他在改變動作模式上，就不會有什麼進展。

隨著亞歷山大聲音狀態的改善，他在墨爾本變得非常有名，許多演員都邀請他為他們進行聲音訓練，當他一個接一個地成功幫助人們克服類似的表演和聲音問題時，消息就傳開了。他在功能障礙這方面成功的工作經驗，傳到了當地醫生的耳朵，他們便開始將患者轉介給他。亞歷山大很快地開始忙於教導客戶如何重新訓練他們的姿勢和動作模式，大部分來找他的學生都在尋求身體狀態的療法，而不單純只是聲音的訓練。

世界各地對於他的技藝的需求開始增長，多年下來，許多人陸陸續續請他教授這套方法，後來，他於1931年開辦了為期三年的教師培訓課程，許多醫生也紛紛申請參與這個訓練課程，因為他們親身見證了亞歷山大技巧對他們自己，以及對病患的影響。

儘管多年以來亞歷山大主要是將他的方法教授給成人，但他其實非常熱愛和孩童工作。由於他的成就聲名遠播，許多父母開始將子女送來向他學習，以幫助孩童緩解神經緊張、注意力不集中、言語困難、學習障礙、扁平足和圓肩等等狀況。透過艾琳・塔瑟（Irene Tasker）老師和其他人的協助，亞歷山大成立了「小學校」（little school），這是他的學校裡專門負責教育孩童的部門，他堅信應將自己的這套方法做為「基礎教育」

來推廣，而不是「再教育」，因為及早學習正確的身體使用方法，可以預防日後產生更嚴重的功能障礙。

在亞歷山大剛開始探索這一切時，他相信所有疾病或缺陷的本質，如果不是源於心理，就是源於身體上這樣的二分法。但隨著時間的累積，他意識到身心之間有著密不可分的連結。每個人的經歷和狀態都牽涉到身體與心理，由於「人類」這個有機體各個部位的功能彼此連結，因此，某個部分的改變會影響到整體，而任何試圖做出改變的嘗試，都必須考量人的整體來協同進行才能成功。

習得的動作模式會導致多種健康問題，亞歷山大是最早意識到這個概念的人之一。他的工作象徵著所謂的「身心教育」（somatic education）的開端。「身心教育」是一個通用描述，意思是透過提高感覺運動的覺察，以及改變習慣性的動作模式，來改善生理功能的教育方法。亞歷山大對於本體感覺、抑制，和重視過程的探索，對於現代身心教育的發展至關重要。

亞歷山大的學生們都稱他為：費.馬.（F.M.），他於1955年去世，享年86歲。他的方法持續在國際專業培訓課程中傳授，目前在全球累積了2500多名認證的亞歷山大技巧執業教師。亞歷山大發展的教育方法，為身心教育領域許多其他的先驅者帶來啟發與貢獻。

# 艾爾莎‧金德勒（Elsa Gindler）

艾爾莎‧金德勒於1885年出生在德國柏林的一個工人階級家庭，年輕的時候她曾罹患過肺癆，也就是當今被稱做「肺結核」的疾病，她的醫生建議她在瑞士進行一段時間的休息和治療，以治癒她受感染的肺部。金德勒因為負擔不起治療費用，決定嘗試自己療癒自己。藉由密切關照自己的內在感覺，她逐漸改善與呼吸相關的肌肉控制，並藉此讓受感染的肺部有機會痊癒。

令人難以置信的是，金德勒的自我實驗生效了。她的健康狀況逐步改善，金德勒的醫生不相信自我修復的可能性，而將這一切定調為奇蹟。但就如同亞歷山大的經歷，金德勒透過將注意力向內關照，讓自己學會調控自己的生理功能，藉此來治療自己。

金德勒後來成為體育老師，傳授由海德薇‧卡爾默特（Hedwig Kallmeyer）所發展、名為和諧體操（Harmonische Gymnastik）的技巧，又在幾年的教學後，發現和諧體操的局限性，進而開始去探究如何引導人們自己去探索自己的感官覺察。她不使用「練習」（excercise）一詞，而把自己的動作法稱為「實驗」。

金德勒要求學生在移動時將注意力完全集中在自己的內在感覺上，她知道注意力和覺察的原理：我們對身體某個部位的

關注愈多，對該部位所產生的感覺和動作控制也就愈強；當要重新訓練神經系統時，就必須從提升自己的內在覺察這個重要的過程開始。

金德勒無意提供其方法學的專業培訓，她純粹只是想進行研究，並以小型學習團體的形式帶領人們進行探索。可幸的是，她的學生們周遊各地，進而將他們從金德勒方法中學到的知識傳播出去。其中最著名的學生是夏洛特‧塞爾弗（Charlotte Selver），移居美國後，塞爾弗將金德勒的方法稱為「感官復甦」（Sensory Awareness），並在美國推廣。塞爾弗，以及金德勒的學生們影響了許多身心教育者和心理治療師，金德勒對感覺運動覺察的探索，為當今我們所認識的身心教育的發展提供了巨大的貢獻。

# 蓋兒達‧亞歷山大（Gerda Alexander）

蓋兒達‧亞歷山大（與費.馬.沒有關係）於1908年出生於德國烏帕塔，父母對音樂和動作充滿熱愛，她幾乎是一會站立就開始跳舞。當她長大後，她學習了瑞士音樂家艾彌爾‧傑克－達克羅茲（Emile Jacques-Dalcroze）的音感律動（Eurhythmics），這個方法透過讓學生專注於內在感覺，來教授音樂和舞蹈，而不是讓他們單純模仿動作。

亞歷山大年輕時曾患過風濕熱，並導致了心臟病，醫生告

訴她，她的舞蹈生涯已經告吹，得要在輪椅上度過餘生。亞歷山大因此被迫長時間休息，在這段休息的時間，她學會調節自己的肌肉張力，並盡可能以較省力的方式活動，以免使心臟過勞。她的健康逐漸獲得改善，後來甚至還完全康復，與醫生的預後相反，她又可以跳舞了，也開始教授音感律動。

1929年，經濟大蕭條在全球造成了嚴重的衝擊，德國政府即將瓦解之際，亞歷山大搬到了丹麥的哥本哈根，在那裡，她開始探索如何透過感官練習和動作等方法的引導，讓人們能夠自己改善健康和身體功能。她在1986年的著作《優張力：全人的整體發現》（Eutony：The Holistic discovery of the total person）中寫道：「生物體的不同功能系統不能彼此分離，儘管人們沒有覺察到，它們實際上彼此互相連結、相互影響。」這是她所相信的理念，也就是「整體健康」。

1940年，亞歷山大在哥本哈根創辦了一家專業培訓學校，她在學校裡指導學生們學習她所創建的「優張力」技巧，這個名稱源自希臘文中的「好」和「張力」，亞歷山大的哲學，包括平衡身體張力、不費力動作，以及從整體全面的角度看待人類健康的觀點，也是身心教育的核心精神。

# 摩謝‧費登奎斯（Moshe Feldenkrais）

摩謝‧費登奎斯於1904年出生於俄羅斯斯拉沃塔小鎮的

一個猶太家庭，他年輕時就對數學和物理學產生濃厚興趣，並被新興的神經學和心理學領域所吸引，十二歲的他便已閱讀了瑞士心理治療師和生物學家奧古斯特‧佛瑞爾（August Forel）的著作。

十四歲時，為了協助建立猶太復國主義社會，費登奎斯移居到巴勒斯坦。他在那裡工作與完成學業，並加入猶太人的保衛團體，這使他認識了柔道（武術的一種），激發了往後一生對於自我防衛的熱情。他對徒手防衛術特別感興趣，這種防衛術不需要耗費大量體力，而是以自然的方式運用身體來保衛自己。他研究了人們面對突襲的反應方式，並於1930年出版了一本名為《柔道和自衛》的書。

同年，費登奎斯移居巴黎學習工程學，畢業後，他到弗雷德里克‧約里奧－居里（Frédéric Joliot-Curie）（皮耶和瑪麗‧居里的女婿）的實驗室擔任研究助理。在這段期間，他遇到了現代柔道創始人嘉納治五郎（Jigoro Kano），受到他的啟發，費登奎斯在1936年成為歐洲最早取得柔道黑帶的人，他一直待在巴黎，在實驗室從事核裂變的研究，並一邊學習和教授柔道，直到1940年。

1940年，德軍入侵巴黎，費登奎斯逃往英國，他在蘇格蘭以英國海軍部官員的身分繼續進行科學研究，費時五年研製反潛戰爭的雷達。在蘇格蘭的期間，他持續教授柔道和自我防衛的課程，並出版了名為《實用徒手搏鬥》（Practical Unarmed

Combat）的自衛手冊。

費登奎斯在1929年的一場足球比賽中傷到左膝蓋，而他的右膝蓋則是在蘇格蘭的一艘潛水艇上工作時受傷。雖然十字韌帶受了傷，他卻拒絕手術，費登奎斯將膝蓋受傷視為一個工程的問題，他嘗試以不對膝蓋施加過大壓力的方式來行動與運用身體。在海軍部工作的時候，他開始以他的實驗方法講課，並教授動作課程。

費登奎斯在戰爭結束後移居倫敦，在那裡深入研究所有關於人類功能的領域。他研究了費.馬..亞歷山大、艾爾莎·金德勒、蓋兒達·亞歷山大、美國醫師威廉·貝茨（William Bates）和俄羅斯哲學家喬治·葛吉夫。並於1949年出版了《身體和成熟的行為》，這是他第一本關於感覺動作教育方法的著作。

前人的研究主要是以經驗為基礎，藉此發展他們的感覺動作教育方法；而費登奎斯力求將科學與經驗結合，並對人類的發展、學習和神經系統的功能進行了大量研究，他意識到科學家對「神經系統整體的運作方式所知甚少，因此我們無法期待現有的理論能貼近真實」。

費登奎斯想要發展一套理論，以便解釋他在學生和自己身上所觀察到的身體機能障礙和退化。他對於人在重力影響下的移動方式，以及反重力的反射功能，特別感興趣。他了解前庭系統如何不間斷地讓我們感知到地心引力作用之下的自身位

置，以及我們的自動反射如何使我們得以直立。他觀察到許多成年人會發展出習得的動作模式，這些動作模式會壓過他們的反射反應，從而導致適應不良的姿勢模式，這讓身體承受了過大的壓力。

費登奎斯在工程和物理領域的經歷，使他對人體功能具有獨特的見解，他觀察到人體結構的重心很高，還得在兩條細細的腿和兩個相對較小的腳板上保持平衡，這樣的構造讓人類非常適合移動，而不是靜態站立不動，因為靜態站立需要大而寬闊的基座。對於人類來說，將所有的身體部位垂直堆疊、完全直立地站著是相當容易的；但如果重心落在基座之外，要維持這樣的姿勢就會非常費力。

由於我們對重力的反應幾乎都是潛意識的（因為它們不是出於反射就是出於慣性），費登奎斯知道要放掉這些無意識下所產生的模式，必須先排除重力的影響。所以，為了防止自動觸發反重力的肌肉模式，他所教導的動作幾乎都是躺著進行。

儘管費登奎斯具有深厚的科學背景，但他的目光卻超出了科學所能證明的範圍。奧地利有一名兼具醫師與精神病學家身分的人，他的名字是保羅・謝爾德（Paul Schilder），費登奎斯對於謝爾德提出的概念深感興趣，即：習慣性反應涉及情緒狀態、反射反應，以及習得的肌肉模式；這三個因子彼此間都會相互影響，當其中的任何一個元素被觸發時，都會導致整個習慣性反應的發生。換句話說，謝爾德認為情緒的**體驗**包含了軀

體的反應，而軀體動作的發生也會引發相應的情緒狀態。

費登奎斯在他的學生身上目睹了許多焦慮、恐懼，以及精神疾病。他看到縮回反應的影響，這種保護性反射使我們在受到驚嚇或感到防禦時收縮屈肌、彎曲手臂和腿部關節，使我們蜷縮起來，呈現胎兒般的姿勢。不論是創傷事件、長期恐懼或壓力，都會引發縮回反應，而縮回反應反覆啟動之後，就會導致腹部肌肉的習慣性收縮，進而形成一種蜷縮成圓形的姿勢（以下簡稱蜷縮姿勢）。費登奎斯注意到，性格較為內向的學生，比較容易呈現蜷縮姿勢，而性格外向的學生則傾向於直挺挺地站著。

費登奎斯還觀察到，當人們試圖改正已習得的動作習慣（例如以蜷縮姿勢站著）時，最終他們通常會以新的習慣來隱藏自己原本的錯誤習慣，而不是透過學習來除去錯誤習慣。於是他著手創立一套系統，使人們能夠解決、矯正功能異常的動作模式。結合生理學、心理學和神經科學的理論，費登奎斯創造了一種透過學習——而非藉由藥物或物理治療手法——來改善人體健康和功能的方法。

時至1951年，費登奎斯已移居以色列，統御以色列的陸軍電子部門。三年後，他搬到了特拉維夫，全心全意教授他的身心教育方法，他成立了一個工作室，教授團體課程，並將自己運用的方法稱為「動中覺察」（Awareness Through Movement）。到了晚年，他估計已發展了上千種探索性的自我

覺察練習，這些動作結合了感官復甦的探索與費.馬.亞歷山大技巧，專注於人的動作過程。

　　費登奎斯細緻的方法，對於姿勢和自主動作控制方面的改善非常有效，儘管他堅稱自己發展這些技巧的目的，只是為了進行「感覺動作教育」，而不是要解決任何特定的病理問題，但他的學生們卻還是獲得了療癒，從而改善了許多功能性疾病的症狀。

　　除了團體動作課程以外，費登奎斯也開始提供個別指導課程，他將這種手療方法稱為「功能整合」（Functional Integration）。功能整合包含兩個技術元素，第一種是，學生保持完全的被動放鬆，費登奎斯輕柔地帶領著學生在他的關節活動範圍內移動，同時邀請學生專注於內在的感覺。這個技巧所運用的原則是提供感覺回饋給學生，讓學生能夠覺察到潛意識裡的肌肉張力模式。

　　第二種技術是動態鏡像（kinetic mirroring），這個命名是由費登奎斯的學生湯瑪斯・漢納所提出。動態鏡像被證明是身心教育領域的重大進步，其原理來自柔道，在柔道的練習裡，你得學習如何不與你的對手抵抗，而是和他一起動作，這樣的概念深植在費登奎斯方法之中。

　　費登奎斯在與學生進行觸碰時，會本能地運用這項技巧，當他以某個方向移動學生的關節或四肢時，如果感覺到緊繃的肌肉正在產生阻力，他會先順著那股力量往另一個方向帶動，

使緊繃的肌肉縮短，值得留意的是，這和伸展時拉長緊繃的肌肉正好相反。學生在過程中保持完全被動，費登奎斯會讓學生在這個姿勢下維持一小段時間，接著再慢慢離開這個姿勢，緊繃的肌肉便會開始放鬆。這或許是個偶然的發現，但不管怎樣，這項神奇的技術確實成為費登奎斯教導學生放鬆長期肌肉緊繃的主要方法。

直到後來，當費登奎斯繼續進行神經生理學的研究後，他才確切了解動態鏡像能夠發揮作用的原因：以重量訓練為例，二頭肌為了負荷重量，會在整個過程中保持約25%的收縮；二頭肌不可能完全放鬆，而且你會覺得手肘彎曲會比伸直來得更舒服。這時假使你保持被動，讓另一個人彎曲你的手肘，把二頭肌帶到比原本長度縮短超過25%的位置時，這個人就已經在代替你的肌肉工作；你的二頭肌在不需要出任何力量的狀態下，被擺放到它們期望的長度，這讓你的神經系統收到肌肉縮短的回饋，進而停止發送收縮的訊號。

在這種情況下，神經系統就像是一個溫度恆定器，可以將房間保持在華氏70度，如果它偵測到溫度已達華氏71度時，便會向暖爐發送出關閉的訊息；同樣的，當神經系統收到肌肉縮短的訊息時，運動神經元也會暫時停止發動，以降低肌肉的張力。

數十年來，費登奎斯到世界各地和學生們分享他的技藝，而他留下的方法由全世界六千多名費登奎斯教師所繼承。人們

透過他的觀點認識了反重力反射、對於恐懼的本能身體反應，以及他所發展的動態鏡像技術，為身心教育奠定了科學的基礎。

# 湯瑪斯・漢納（Thomas Hanna）

湯瑪斯・漢納於1928年出生於德州的韋科，他畢生都在追求自由。他所追尋的，是唯有透過開發自覺，並且能真正實現獨立自主的那種自由。

漢納於1949年從德州基督教大學畢業，儘管自稱是個無神論者，但出於興趣，他仍決定繼續探索神學和宗教哲學。漢納獲得芝加哥大學神學學士與哲學博士學位後，開始到世界各地旅行、教學、寫作、做研究，及進行社會工作。他曾在布魯塞爾一家孤兒院擔任主管，後來又在巴黎某所大學建立了一個給難民學生的社團，他熱切地想幫助像他一樣在追尋自由的人。他在旅途中持續研究哲學，也進入了心理學、心理治療以及生理學的領域，漢納認為這些領域彼此之間息息相關。

1965年，漢納成為佛羅里達大學哲學系主任，他持續透過在大學醫學院學習神經科學來繼續他的研究，並且領悟到一個概念：心理歷程的發生都伴隨著身體物理系統的變化。換句話說，我們的思想和情感會改變我們的身體。在他看來，如果不解決身體問題，就無法完全地解決心理問題，反之亦然。他開始將心理與身體的連結稱之為「有心性的身體」（Soma），這個

來自古希臘文的詞彙，用以描述「完完整整活生生的生命體」。

漢納在佛羅里達州學習神經學時，寫了《身體的反叛：身心思維入門》（Bodies in Revolt: A Primer in Somatic Thinking），這個著作是對於身心哲學的概論。有人讀完這本書之後，告訴他關於摩謝‧費登奎斯的方法，漢納深深受到吸引，於是閱讀了費登奎斯的《身體和成熟的行為》，並參與了1973年費登奎斯在加州柏克萊舉行為期一個月的工作坊。

在工作坊期間，費登奎斯在一位男人身上示範了他的手療技巧，這個男人自三歲起深受腦性麻痺之苦，而當時五十三歲的他幾乎無法控制自己的動作，甚至連聲音和呼吸也處於痙攣的狀態，費登奎斯讓他躺下，並引導他盡可能地放鬆。

費登奎斯開始按壓這個人的肋骨，溫柔地停留一小段時間，然後再改變按壓的部位，持續這種動態鏡像約20分鐘之後，這個男人的呼吸變得緩慢且平順，胸部與腹部的起伏也開始漸漸規律。

接著，費登奎斯把工作的焦點轉移到男人的右手，這隻手原本不由自主地緊握成拳頭，但很快地，這個男人開始可以單獨地活動右手小指；然後費登奎斯移動到男人的臉部，輕輕地與他的舌頭和下顎工作，幾分鐘後，費登奎斯請男人說話，令人感到驚訝的是，男人說出的話既清晰又自然。原本被醫生認為是不可能改變的肌肉模式，費登奎斯在短短半小時內，就幫助他放下了這些慣性。

漢納在這一刻便明白，他想要學習如何做費登奎斯剛剛所做的事情，當時，漢納是舊金山人文心理學研究所（現為賽布魯克研究所）的主任，他讓費登奎斯以傑出客座教授的名義在學校待了三年，於 1975 年到 1978 年間，費登奎斯在美國帶領了他的專業培訓計畫，首次教授了功能整合手療方法與動中覺察的練習。

漢納開始運用費登奎斯的方法，與功能障礙及有長期疼痛狀態的人工作，他創造了「身心教育」（somatic education）一詞來描述他的方法，「身心教育」是同時與身體和心智一起工作，藉以改善健康與功能。1975 年，漢納在加州諾瓦托成立了諾瓦托身心研究所。

漢納和其他身心教育者觀察到一樣的現象：大部分的成人與他們的身體完全脫節，以至於失去了很多自主肌肉控制的能力；少了動作的元素，便無法刺激肌肉與關節中的感覺神經，而不能感覺到肌肉，就無法適當地產生動作。漢納發現大多數的功能障礙和長期疼痛，是因為感覺和控制力喪失的現象太過普遍。他用「感覺動覺遺忘症」（sensory-motor amnesia）來稱呼這種神經系統狀態，也就是由習得的慣性動作模式，所導致的感覺喪失和不由自主的肌肉收縮。

漢納認為，現代化的生活型態，是造成感覺動覺遺忘症的主要原因之一。現代人的生存已不像以前的狩獵和採集時代需要仰賴體能，我們的祖先原有多樣化的動作和活躍的日常生

活，如今已被重複性的工作與久坐的生活方式所取代。如果有頻繁、自然而有效的動作，人們應該會有良好的感覺動作覺察，但因為上述的原因，使得多數人已失去了這個能力。

由於覺察和控制能力的喪失是漸進發生的過程，因此大多數人多半完全不會注意到這個變化，直到他們感覺到疼痛，或是已經對身體造成實際的傷害為止。正如漢納在他的著作——《生活中的身體》（The Body of Life）一書中所寫的：「大多數人所過的『正常』生活，是無意識自我毀滅的生活。」我們並不是故意要傷害自己，但是，感覺適應和肌肉記憶發展的自然過程，使我們很難避免這個狀況的發生。

每個人自我毀壞的方式和速度都不一樣，但這些影響往往是日積月累的，而且如果沒有其他的方法介入的話，這個自我毀壞的趨勢幾乎不會自己逆轉。大多數的人看似隨著年齡增長而崩壞，這讓我們害怕變老。更糟糕的是，它創造了一種預期，使我們認為人們只要到了某個年紀，就一定會開始崩解頹壞。

漢納把這個現象稱為「衰老迷思」，並且非常努力地想消除它。他說：「衰老迷思已根深蒂固地嵌入現代醫學之中」，醫生們相信這件事，因為醫學院沒有為他們提供其他的解釋，所以我們也將它視為事實。這個迷思告訴我們，隨著年齡的增長，人們將無法再從事以前所能夠做的事情。到了某個時刻，人們的結構會開始崩壞，並將停止以前所能做的事，人們會感到精力不足、失去靈活度、姿勢和動作變得僵硬，而且醒來的

時候還會覺得疼痛。一旦人們認同了這樣的迷思，便會任由這些狀態持續發生。

漢納在神經生理學的研究使他了解到，這些隨著年齡增長而經驗到的身體變化，並不是由不可避免的結構破壞所造成，反而絕大多數是學習和適應的結果。研究顯示，人的一生當中都持續在進行皮質學習，漢納藉此向個案傳達：既然是透過學習而得到的東西，就可以透過學習來卸除。當他為個案們示範如何恢復感覺和動作控制時，他們經歷了從腰痛、椎間盤問題、坐骨神經痛、脊椎側彎、彎腰駝背、關節炎、冰凍肩，以及許多其他功能性疾病中奇蹟般恢復的過程。

漢納觀察到，許多個案的問題，都是他們對於壓力的反應和適應的結果，費登奎斯注意到縮回反應的影響，縮回反應使我們在受到驚嚇或承受負向壓力時，會採取蜷縮的姿勢。漢納看到一些個案確實會表現出這種蜷縮姿勢，但也觀察到另一些個案傾向於向後拱背或向一側彎曲。

儘管費登奎斯對縮回反應如何導致蜷縮姿勢的理解非常準確，但他並沒有對造成弓形或側彎姿勢的原因作解釋。費登奎斯的一生當中，大部分的時間聚焦在防衛上（他不會進入沒辦法在第一時間找到逃生路線的旅館），他認為縮回反應是所有身心疾病的原因。

然而，漢納研究了內分泌學家漢斯・塞利（Hans Selye）的學術成果，特別是他對「一般性適應症候群」（general

adaptation syndrome）的研究。一般性適應症候群指的是，當人長期處於壓力、戰鬥或逃避反應時，會演變成持續的長期狀態。當壓力反應反覆被活化時，血壓會保持高升、呼吸變得短淺、體內某些激素的濃度水平會增加、細胞衰退萎縮，同時，神經肌肉對於壓力的反應也會變得過於自動化，以至於即使當你已不再受壓力刺激時，它們仍會在你的潛意識中繼續發生。

塞利的研究顯示，並非所有壓力都是由負向刺激所引起。強烈的正向情緒經驗，也會使身體系統承受與負向情緒一樣大的壓力，塞利創造了「良性壓力」（eustress）一詞來形容正向壓力，相對於負向壓力或「煩惱」（distress）。

漢納在某些個案身上觀察到持續收縮的背部肌肉和向後拱的姿勢，良性壓力解釋了這樣的型態——由於行動回應反覆活化，背部肌肉已變得長期繃緊。行動回應是戰鬥或逃跑反應中「戰鬥」的部分，當我們想要採取行動來因應這種壓力時，便會筆直地站起身，並收縮背部的肌肉，為將要發生的行動預做準備。

雖然良性壓力和痛苦的反應，解釋了漢納觀察到的拱形背部與蜷縮姿勢，但還有第三種模式他無法描述，漢納的許多個案會向一側傾斜，有時候這樣的姿勢相當顯著，以至於脊椎的曲度被診斷為脊椎側彎。

漢納意識到這樣的側彎和其他兩種姿勢模式一樣，是自律神經系統反應變成習慣的結果，屈肌反射使我們收縮身體的一

側，以保護這側的身體免受損害或避免它感到疼痛，這與縮回反應不同，後者使我們收縮屈肌形成胎兒一般的姿勢。

當一側的身體疼痛或受傷時，就會觸發屈肌反射，當這種反射變成習慣時，身體一側的肌肉收縮會將脊椎拉成C型曲線；有時候我們會本能地藉由向另一側彎曲來平衡身體，進而導致脊椎發展成S形曲線。

漢納在諾瓦托學院任職的期間，探索了一些動作技巧，這些技巧可以直接解決習得的慣性肌肉緊張的問題，這些慣性肌肉張力正是造成他的個案們姿勢扭曲、功能障礙和長期疼痛的根本原因。他研究了本能性呵欠伸展反應（pandicular response），這是脊椎動物所表現出的自主性神經系統反應，可以防止肌肉形成長期的緊繃。

如果你曾看到狗、貓午睡後起床時拱起背部，或是看著嬰兒在醒來時伸展他的手腳，那表示你已經看過了呵欠伸展反應（圖9）。這種反應會收縮與放鬆肌肉，將肌肉張力的程度回傳給大腦，它可以重置靜止期的肌肉張力程度，並且恢復我們對肌肉的自主控制，本質上，打哈欠和伸懶腰「喚醒」了我們的感覺動作系統。

胎兒在子宮裡就已經會打呵欠和伸懶腰，顯示出這種反應是與生俱來的，並且對我們的肌肉骨骼功能至關重要。不幸的是，由於我們的動作模式逐漸形成慣性，而且活動量大幅下降，自然的呵欠伸展反應不足以抵消神經系統中的所有學習，

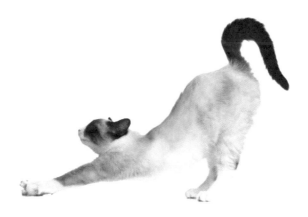

圖 9：貓的欠伸反應
*(Nevodka © 123rf.com)*

當人們失去感覺動作覺察和控制力時，甚至連本能的呵欠伸展反應也會受到抑制。

漢納發展了手療動作和自我照顧的練習，這些練習應用了呵欠伸展反應，這樣「主動地打呵欠、伸懶腰」特別強調離心收縮，也就是肌肉在有負荷且處於拉長的狀態下所從事的活動，例如：想像一下當你將啞鈴放下的時候，你的二頭肌在做什麼（圖10）：肌肉緩慢地延長，而只要你握著重量，在這個動作中二頭肌都會持續地參與。

我們必須非常緩慢且有意識地進行呵欠伸展練習，讓神經系統能夠感知並整合這些動作所提供的生物回饋。在呵欠伸展的動作範圍之中，要對那些主動伸長的肌肉加上阻力或負荷，好讓它們完整地參與全程動作。其他相對的肌群則會因著這個主動動作而得到釋放，它們在呵欠伸展時反而不需要啟動。

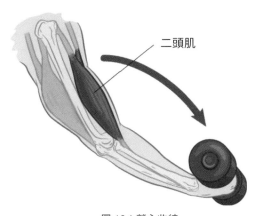

圖 10：離心收縮
*(adapted from lukaves © 123rf.com)*

　　在手觸引導的呵欠伸展之中，引導者對主動伸長的肌肉施加阻力，這些動作練習可以在所有姿勢下進行，而不會受到地心引力方向的限制，因為當學生在活動範圍內動作時，引導者可以調整施加阻力的方向。另一類漢納發展的練習稱為「自主呵欠伸展」，在這些練習中，地心引力是唯一的阻力來源，這表示你必須讓自己擺在特定的姿勢，才能利用重力正確地讓肌群進行主動呵欠伸展。

　　事實證明，漢納的自主呵欠伸展方法是開創性的，這是第一個大量被身心教育者們所採用的主動技巧。以前的身心教育者專注在被動的動作技巧，儘管被動的動作確實可以增加感覺動作覺察並且放鬆神經系統；但漢納發現，自主動作還是解除長期非自主肌肉收縮，以及重新訓練姿勢與動作模式的最有效方法。

自主呵欠伸展可以快速地減輕肌肉張力，而且由於這是透過學習而非被動操作來完成，所以效果通常是持久的。漢納首先會教導那些以收縮和釋放小肌肉群為主的自主呵欠伸展，當學生已經開始學會減輕不隨意肌肉的張力，漢納就會繼續教他們更大的動作，這些動作把肌肉張力釋放的元素整合在自然且有效率的全身動作模式之中。

　　漢納根據他在個案中觀察到的三種姿勢模式，將他的方法編列為三門標準教程，他把這種方法稱為「臨床身心教育」（Clinical Somatic Education）。在每堂手療課程裡，漢納帶學生做一些簡易的自我保健練習，使他們可以學會如何照顧自己，而不是只依靠指導者。早期身心教育方法的形式相對自由，但漢納的方法較為系統化，也讓人們可以更容易在家進行練習。

　　漢納從事了多年的受邀教學之後，在1990年開啟他的第一個專業培訓計畫，原本預計會有三個學期的課程，不幸的是，他在第一學期後的一場車禍中喪生，留下了長長的個案等待名單，他的學生們繼續與這些個案一起工作，並為往後的學生創建培訓計畫。

　　漢納寫了許多關於身心教育和理論的著作，包括經典的《身心學：喚醒心對動作、彈性和健康的控制》，數以百計的人參加過他的動作工作坊，或從其他城市跑去找他做手療課程，他創造了一種幫助成千上萬人擺脫疼痛的教育方法，使他們從

僵硬不動的身體禁錮中獲得自由，並為他們提供可以照顧自己的技能，以達到真正的自主獨立。

## 系統化的方法

費.馬.亞歷山大、艾爾莎·金德勒、蓋兒達·亞歷山大，和摩謝·費登奎斯都因個人需要，而探究造成自身功能障礙的原因，進而對於傳統醫學的認知提出質疑。他們這些人的一生都在學習如何增進覺察、改善對身體的控制，而隨著科學的進步趕上人類的經驗，事實愈來愈明朗，這些身心教育先驅們已經獲得突破性的發現，看到了自主控制對人類神經系統功能的影響。

在他們探索出來的方法中，我們看到了每個人解決其個人挑戰的過程。

- 亞歷山大技巧利用頭部、頸部和骨盆動作的細微改變來改善姿勢和功能，這一套方法使亞歷山大得以重新掌握聲音的使用。
- 艾爾莎·金德勒對內在覺察和控制力的專注，使她得以從結核病中恢復過來，她也教導學生們如何用同樣的方法改善健康。
- 以最省力和最少肌肉張力的方式移動，使蓋兒達·亞歷

山大可以恢復全部的功能，而又不會使心臟過勞，這些原則成為優張力的基礎。

- 費登奎斯從科學的角度解決了他的問題，利用他在工程和物理領域的背景來療癒受傷的膝蓋，他的科學知識和個人經驗相結合，引領他創造了迄今為止發展得最有效的身心教育方法，然而，費登奎斯畢生對於防禦的研究局限了他的視野：他相信所有的功能障礙都是恐懼和焦慮的結果，卻很難解釋其他不是由縮回反應所引起的功能性問題。

漢納得益於前人的發現，且由於他除了滿足自己的好奇心之外，並不需要滿足其他任何個人的需求，因此能夠更客觀地進行研究工作。他的技巧發展比費登奎斯晚三十年、比費.馬.亞歷山大晚七十年，因此在神經科學和生理學領域掌握了更完整的研究結果。因此，就「改變習得姿勢與動作模式來減輕肌肉骨骼疾病」而言，漢納的臨床身心教育被證明是最全面且最有效的方法。

所有的身心教育者皆面臨著如何向他人傳授自身技巧的挑戰，費.馬.亞歷山大、蓋兒達.亞歷山大和費登奎斯都成立了專業培訓學校，他們的教育方法仰賴於個人經驗，且缺乏基礎系統，使他們在培訓後進時遭遇到挑戰。費登奎斯是一位真正有天賦的指導者，但由於他還沒有全面掌握到神經肌肉工作歷

程的基礎知識，因此很難傳授手療的工作。這些早期的方法形式自由，而且仰賴個人經驗，因此造成這個領域尚未成為主流。這些動作技巧及其效果太難讓學生自行複製。

相比之下，漢納創造了一套高度系統化的方法，因此教授他的技巧非常簡單。儘管他的遺孀愛蓮娜・克里斯威爾（Eleanor Criswell）和他的一些學生都傾其一生致力於教學，但全世界估計仍然只有200名經過認證的指導員，因此臨床身心教育尚未廣為人知。然而當人們發現它是多麼有效時，便會開始好奇為什麼以前從未聽說過它。

沒有任何一個身心教育者認為，學生應該把他們當作大師或師傅一樣依靠。相反的，學生必須要學會成為自己的依靠。他們不僅認為每個人都有能力照顧自己的健康，而且這樣做也是每個人的責任。正如蓋兒達・亞歷山大在1986年接受《瑜伽雜誌》（Yoga Journal）採訪時所說：

「從各個層面上來說，最好是幫助人們用自己的雙腳站起來。重要的是，在治療中不要給予和做出超越必要的事情，以便讓他們可以依靠自己。並非我是厲害的大師，所以我為你提供幫助；相反的，我可以向你說明我的工作方式，好讓你也能夠繼續自我發現。」

這是身心教育的宗旨：老師只是做為引導的角色，幫助學生增加感覺動作覺察，發現疼痛狀況的根本原因，並提供改善生理功能的技能。因為目標是重新訓練你的神經系統，所以這

個過程所需要的，是唯有你才能經驗到的「第一人稱的感覺」，以及只有你才能執行的主動動作。

下一章，我們將討論湯瑪斯・漢納臨床身心教育的原理，以及當你在學習和進行這些練習時，預期會有怎麼樣的經驗。

## 第八章
# 臨床身心教育

　　讀到這裡時，你可能會想：「好吧，我明白了！我的疼痛很可能是源自於使用身體的慣性——那麼我該如何擺脫疼痛，並停止對自己造成傷害呢？」答案就是：學習並且練習臨床身心學。湯瑪斯·漢納開發的感覺動作教育方法非常有效，而且極有潛力改善你的生活，因此，全世界的所有學校、運動計畫、醫療單位和養老院都應該教授這個方法。

　　但是要注意：最近整體醫療保健和西方醫學中廣泛地使用「身心」（Somatic）一詞。若你在網路上搜尋這個名詞，會得到一長串清單，從心理治療、聲音工作到自我按摩。要找到接受湯瑪斯·漢納方法訓練的教育工作者，你必須尋找經過臨床身心教育或漢納身心教育認證的教師，表示他們已經接受過湯瑪斯·漢納的感覺動作教育方法的專業培訓。

## 臨床身心學教育的原則

**1.長期的肌肉骨骼疼痛、姿勢與動作功能失調，以及身體退化，往往都是由習得的肌肉模式所引起。**

神經系統控制著我們的肌肉，而肌肉則使骨骼得以移動，但除非有神經系統的指令，否則身體不會產生任何動作。長期疼痛、肌肉緊繃、姿勢扭曲、關節退化和應力性骨折，通常都是日積月累的結果，而源頭則是神經系統指揮身體站立和移動的方式。

務必留意還有其他的因素，如神經系統疾病、基因構成、代謝或免疫系統功能、飲食、活動程度，甚至是細菌或病毒感染，也都可能導致肌肉骨骼功能障礙或疼痛。一旦排除上述這些可能的原因，就可以大膽地假設：習得的慣性動作模式是導致此問題的根源，你必須解決這些慣性動作模式，以減輕疼痛並改善功能。


## 2.若要讓習得的肌肉模式產生持久的改變，一定要納入主動的動作

雖然那些採用被動方式的療法，往往令人放鬆、愉悅，但被動療法的效果通常不會持續超過幾天。被動動作的一個例子是，治療師在客戶保持放鬆的時候抬起客戶的手臂。按摩、脊骨神經療法，和其他大多數的身體工作方式，都是屬於被動的療法。而主動動作的例子則是：學生自己發力舉起手臂。如果是要促進新的神經路徑形成，以及讓神經系統功能產生持久的改變，主動動作是必不可少的。

臨床身心學結合了被動與主動動作技巧，被動動作可以讓

學生的神經系統平靜下來，並且在他們從事自主動作之前增加他們的內在覺察；而主動動作則透過降低靜止期的肌肉張力，以及重新訓練習得的動作模式，來產生持久的變化。

### 3. 導致問題的根本原因必須獲得解決

大多數的疼痛治療，無論是藉由藥物或身體工作的形式，都只能解決問題的表癥，這些治療方法要不是著重於減輕疼痛感，就是只對局部進行處理，這些方法都假設問題就是發生在感覺到疼痛的身體部位，由於這些療法僅能處理症狀，所以它們的效果通常不會持久。

臨床身心學透過與神經系統合作，調整全身姿勢和動作模式，來解決疼痛的根本原因。人體的任何一個部分都無法獨立做出動作，即使是一個簡單的動作，例如拿起杯子，也需要藉由整個身體的調整與移動，當身體的某一部位疼痛或損傷時，經常是全身模式功能失調的表現，為使問題能永久消失，就必須要跟整體模式工作。

臨床身心學首先透過跟身體的核心工作，來解決導致疼痛的根本原因，就像是在蓋房子之前，必須要有個堅固的基礎一樣，你得要先啟動身體的核心功能，從核心開始展開所有的姿勢和動作模式，再將動作拓展到四肢。

### 4.臨床身心學是教師與學生「一起合作」，而非單向地「對」學生進行工作

在臨床身心學課程中，參與的學生不只是被治療或被操作的一副軀體，而是一個「生命體」，由於他過往的思考、反應、情感與經驗所形成的一系列慣性模式，進而導致當前的功能障礙。在臨床身心學的觀點中，教育者和學生是以夥伴關係一起工作，課程中會有談話交流，讓教育者了解學生正在經驗什麼，並根據他們的回饋來調整動作。

### 5.學生應該學習如何自主獨立，而不是依賴

許多疼痛的治療和療法都基於某種依賴，學生要不是得要定期回訪，要不就是得要持續服用藥物。臨床身心學則是提供一種自我照顧的方式，事實上，「人們應該照顧自己，而不是依靠他人來維護自己的健康」這樣的信念正是臨床身心學創立的核心。

在每堂私人課或團體課程中，教育者都會教授新的自我保健練習，這些動作緩慢而柔和，讓大多數人感到放鬆和愉悅。假使是與教育者進行一對一課程，學生通常會上三到六堂課，如果他們面臨的是一個特別複雜的問題，或是學生正承受極大的疼痛，有可能會需要更多次的課程。當系列課程結束後，學生對這套身心方法有足夠了解，便可以透過持續的自我練習讓自己日漸進步。

臨床身心學，旨在為學生提供他們所需的工具，幫助他們持續改善自我覺察、評估自己每天的感覺，以及學習放掉有害的模式。身心學的學習過程，不只幫助學員重新獲得覺察和控制，還可以讓他們學會如何在沒有教育者的情況下引導自己、自我學習。

## 在課堂和課程內容中預期會經驗到什麼？

不管是個人或團體的系列課，都是一種學習的過程。對每個學生而言，歷程都不盡相同。有些人的疼痛或功能，很快會發生顯著改變；但對另一些人來說，則需要花更長的時間。重要的是，專注於學習的過程，而不是把焦點放在預設的最終目的。如果你把焦點放在最終目的，就無可避免會囫圇吞棗完成這些練習，在這種情況下，神經系統是無法有效學習的。你必須完全專注於動作與內在感覺上，讓神經系統整合你所提供的反饋，由此創造出持久的變化。

臨床身心學不是一種治療方法，而是一種教育的體驗。你要抱持以「學生」的心態來參與課程，要有做回家作業的心理準備——每天以大約20至30分鐘做自我照顧練習。教程的設計會讓你體會身體該如何動作，以及動作會帶來怎樣的感覺，藉由這樣的過程，讓你學會如何進行這些練習。這將讓你的姿勢、動作模式、肌肉緊張程度，以及對壓力的反應，得以產生

持久的改變。

　　如果你在進行臨床身心練習時，同時接受其他類型的治療，可能無法獲得最佳的效果。某些類型的身體工作，實際上可能會使你的肌肉更加緊繃，還有一些，則可能在你嘗試改變習得的模式時，混淆你的神經系統。通常最好是在不受被動的操作性技術（例如深層組織按摩或整脊調整）的干擾下，進行臨床身心學學習；此外，你也需要避免劇烈的伸展或高強度的鍛鍊。

　　臨床身心學練習既緩慢且溫和，適合任何身體狀態的學生，你不需要體格結實或是有氧能力很強，所有的動作都可以加以調整和修改，以便讓你舒適地進行練習。雖然多數練習是躺著進行，但也有一些是在鏡子前或坐或站，這種本體感覺練習的目的，在於改變你的姿勢習慣，藉由將對於姿勢的內在感受和在鏡子前的客觀所見相結合，協助你判斷自己的本體覺是否正確。

　　通常當學生第一次來上課時，他們的本體感覺是幾乎「消失」的。他們可能會感覺到肩膀向後拉，可是事實上他們呈現圓背向前，或甚至當一側的臀部高於另一側時，他們仍感覺兩側的臀部是處於水平的狀態。變異的本體感覺，可能會對於姿勢和動作的改變形成重大阻礙，即便躺姿進行的臨床身心學練習可以使肌肉相當放鬆，然而一旦站起來，我們仍會傾向回到舊有的習慣，因為我們本能地希望在重力中保持平衡。

以新的方式坐著和站立，可能會使人感覺到錯誤或是不舒服，背部肌肉緊繃向後成拱形的人，在開始釋放背部肌肉時會感覺自己好像很懶散；兩側臀部不等高的人，在釋放腹斜肌並開始以兩側等高的臀部站立、走動之後，一開始反而會覺得好像失去平衡。以坐姿和站姿進行的本體感覺訓練，對於建立、維持新的姿勢和動作模式來說至關重要。

在課程中，你的老師將會教你在家中也能自己進行的保健練習，你應該每天練習20到30分鐘，若想進行30分鐘以上也可以，但通常沒有必要。自我保健練習最重要的不是重複次數，而是你如何做這些練習。

在安靜、獨立的空間中進行練習，不會受到家人、寵物、電視或背景噪音的干擾。在進行動作時，將所有注意力集中在你的感受上，重點在於記得這些練習是探索性的。每一次練習時，允許自己盡量去感覺新的東西、學到新的收穫。

## 持續學習的過程

在一組系列課程結束時，你的疼痛可能已經大幅減輕，然而，這並不意味著你的學習過程已經結束。

我們一生都在發展習慣性的動作模式，而且中間有很長一段時間這些習慣不會使我們感到疼痛，直到有一天，我們開始感覺到痠痛或疼痛，而引起這種不舒服的習慣已經存在很多年

了。儘管擺脫疼痛需要的時間可能相對較短，但習慣仍然存在，且可能需要好多年的時間才能完全擺脫這些有害的模式。

有些人進行臨床身心學的練習只持續到足以使他們擺脫疼痛，不過有一些人會持續進行，並在往後人生中持續改善姿勢和動作。規律地進行臨床身心學練習，是非常令人愉快且有益的，在持續練習的過程中，你會不斷發現身體內新的感覺和新的能力，並開始體驗到身體的感覺原來可以是多麼的美好。

規律地練習臨床身心學，是改變深刻習得的模式所必需的，而對於釋放我們每天積累的緊張感也是必要的。就像刷牙一樣每天練習，好像它們每天都會變髒一樣，因為我們的神經系統出於壓力和重複性的活動，會不斷累積殘留在肌肉的張力。

臨床身心學具有很好的鎮靜作用，既可以降低肌肉緊張程度，又可以降低神經系統的反應性，透過持續且常規的練習，你對壓力的反應會慢慢減少，焦慮感也會降低，從而減輕疼痛的感覺。

「規律地進行臨床身心學練習以掌握自己的健康」，這對許多人來說，或許是個觀念的大翻轉。人們已經習慣讓專家來告訴我們如何飲食、運動和吃藥，因此，要人們承擔起照顧自己的責任，這確實可能讓人退縮。

不要等到疼痛症狀出現才來調整，開發對自我內在感受的覺察力、重新獲得整體自主肌肉控制能力，對於我們的健康都很重要，能讓我們更快、更有效率地自我評估並進行修正。人

的神經系統是一個高度複雜，而且功能強大的工具，如果你願意學習開發、利用神經系統的潛力，可以讓你具備預防疼痛和受傷、提高生活品質，甚至延長壽命的強大能力。

接下來的五章，將探討幾個影響我們形成獨特動作模式的顯著因素：壓力、對受傷的反應、慣用側、習慣性的日常活動、個性、自動化的模仿和運動員訓練。

# 第九章
# 壓力與姿勢

　　如果你有任何類型的長期或反覆發生的疼痛，你可能會注意到：它會因為壓力而變得更糟。壓力促使我們整體的肌肉張力增加，而且遇到某些觸發因素時，特別容易引起反射性的肌肉收縮。反射性收縮原本的設計是用來保護我們的身體免於威脅。壓力也會讓我們回復到舊有的、深刻習得的運動神經模式。所以即使你開始重新訓練你的模式，壓力仍可能會使你重回舊習慣，讓疼痛復發。

　　我們已經介紹過慢性疼痛如何改變腦部的化學特性、損害腦細胞，以及導致焦慮和憂鬱等狀態，這些都會惡化我們對疼痛的體驗。在這個章節中，我們會討論壓力對神經肌肉功能的直接影響：我們如何承受壓力源，以及我們對壓力源的感知方式如何影響我們的肌肉張力、姿勢和學到的動作模式。

　　當我們遭遇緊急的生理壓力時，會觸發自動化的戰鬥或逃跑反應，其中包含許多生理變化，這些生理變化使我們為保衛自我做好準備：血管擴張為肌肉提供額外的能量，同時肌肉張力增加，使我們能夠迅速且有力量地行動。當壓力源消失時，血液的流動變慢下來，肌肉張力也恢復正常。

然而，當我們經歷長期心理壓力時，相同的壓力反應會因腦海中存在的擔憂而不斷活化，我們的神經肌肉系統就沒有機會恢復常態。於是心跳一直保持快速，肌肉也保持高於正常水平的緊張狀態。

　　不意外的，研究顯示焦慮症患者的靜止期肌張力較高，肌肉對壓力的收縮反應也較為強烈，並且，與對照組相比，焦慮症患者恢復基礎肌張力的速度較慢。由於偏高的肌肉張力，焦慮症患者血液中的乳酸鹽水平較高。但有趣的是，這種反饋迴路是雙向的。實際上，如果在血液中注射乳酸鹽，同樣也會讓人的焦慮上升。因此，不只是焦慮會增加肌肉張力，長期肌肉收縮和乳酸濃度升高一樣也會引起焦慮，兩者彼此形成惡性的循環。

　　即使還沒有符合焦慮症的診斷標準，這個壓力反應仍然可以讓人感到更加疼痛。我們的心理壓力水平和處理壓力的方式是有高低不同程度差異的，與已達診斷標準的焦慮狀態相比，普通的擔憂所觸發的壓力反應程度較低。令人驚訝的是，人們竟然如此容易地習慣於肌肉張力和心率的增加，以至於完全沒有意識到壓力的基準水平已經在上升。

　　完全健康的人感受壓力時，也會經驗到肌肉張力的增加。一項研究發現，即使只是要在研究室中完成文字和數學問題，就足以使測試對象的肌肉張力增加。在另一個實驗裡頭，受試者收到一張圖畫，並被要求說一個關於圖畫的故事，當他們講

故事時，他們的肌肉張力也會增加，因為他們經驗到一點點的焦慮，就如同像我們大多數人在別人面前表演時一樣。當受試者完成任務之後，半數被稱讚說他們做得很好，他們的肌肉張力就回復到正常水平；而另一半的受試者被批評表現不佳，他們的肌肉張力則仍維持高於正常，直到另一位研究人員向他們保證說他們其實做得很好為止。

不只是心理壓力，僅是心智活動就足以增加肌肉張力。一位名為艾德蒙・傑克森（Edmund Jacobson）的醫師兼心理學家，在1920和30年代使用肌電圖儀（EMG）進行了許多研究，以觀察想法與肌肉張力之間的相關聯性。他發明了一個叫做「漸進式放鬆」（progressive relaxation）的儀器，用以引導他的研究對象們，在漸進式放鬆的過程中輪流收縮與放鬆肌肉，當研究對象的肌肉張力降低時，他們的心智活動也一起下降；一旦放鬆之後便很容易可以觀察到，當研究對象被要求去想特定的事情時，肌肉張力就會隨之上升。

當我們感覺到壓力時，不僅整體肌肉張力增加，而且縮回反應和行動反應還會促使我們以「可預測的模式」收縮肌肉，具體來說，這取決於我們感覺到的是負向的還是正向的壓力。縮回反應使我們的腹部肌肉收縮，讓我們捲曲成像是胚胎的姿勢，以保護我們的內臟器官免受攻擊；行動反應的目的則正好相反，它使我們收縮背部肌肉並挺起胸膛，為我們的行動和戰鬥做好準備。就如同人類所有的自動化反應，這些演化的目的

是為了幫助我們生存。

　　儘管我們天生便具有這些自動反應，但後天的經驗與學習仍然可以影響它們的活躍程度。如果你聽到槍聲，你的縮回反應會被自動地觸發，但當你意識到這只是汽車回火，並且在每天都聽到相同的汽車回火聲音後，很快的，你就會對那個聲音變得不敏感，縮回反應的活躍程度將會變小，或甚至完全不活化。這種適應作用通常是一件好事，透過了解，知道那個壓力源並不危險，你就可以調整自己的反應，從而保護身心系統免於受到縮回反應的負向影響。

　　另一方面，如果你所感知的壓力比實際刺激更高，就可能會變得過度敏感，自動化反應的頻率和強度也會增加。你或許能想像得到，這並不是一件好事，因為它會對你的身心造成不必要的極大壓力。

　　摩謝．費登奎斯觀察縮回反應在姿勢上的影響，他的個案中經常感到沮喪、長期恐懼和焦慮的人，往往就是那些彎腰駝背、圓肩和胸口下沉的人。

　　湯瑪斯．漢納將行動反應視為引發相反姿勢的原因。他的個案中那些承受許多良性壓力者，像是在工作上總是目光焦點、受到期待要持續演出的人，他們傾向於以拱背的方式站立，背部的肌肉長期緊縮。漢納得出這樣的結論：大多數人的背痛和頸部疼痛，起因於人們頻繁地經驗著縮回反應或行動反應，以至於肌肉模式形成習慣。

# 縮回反應和圓肩

若你正走在街上時，聽到身後有槍聲，在僅僅14毫秒之內，下顎肌肉便開始收縮，在25毫秒時，上斜方肌收縮將肩膀提起，並把你的頭帶向前，在34毫秒時，眼部與眉毛的肌肉收縮將雙眼緊閉。

這些快如閃電的神經衝動（neural impulse）繼續貫穿身體，使你的手肘彎曲、手臂向內旋轉、腹部肌肉收縮、大腿內側肌肉與腿後肌群繃緊，膝蓋與腳踝也會向內滾動。縮回反應將你的四肢向內拉，使你處於蜷縮的姿勢，以保護身體最脆弱的部分免受攻擊。（圖11）

整個動物界的生物——變形蟲、蚯蚓、海葵、松鼠、貓鼬、樹懶、土狼、猴子、熊，當然還有人類——在感知到危險時，都會表現出某種形式的縮回反應。這種原始的反應會自動發生，是因為它對我們的生存至關重要。在人類和一些神經系統較為複雜的哺乳動物中，反應的強度取決於經驗、預期和壓力水平基礎線。

幾千年來，縮回反應幫助物種的生存。但是對於生活在工業化社會中的我們來說，這往往無法帶來什麼好處。我們的生命已不再經常性地受到威脅，但工作、家庭生活、財務責任和社會期望等永無止境的需求卻不斷出現，而我們下意識會認為這些壓力源威脅著生命。

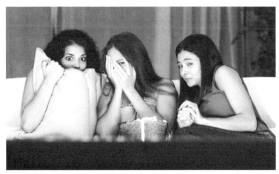

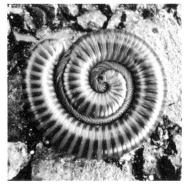

圖 11：縮回反應
*(Joydeep © Wikimedia Commons,*
*和 Antonio Guillem © 123rf.com)*

　　這些類型的困擾會啟動縮回反應，使腹部肌肉收縮，讓我們形成像是老化的蜷縮姿勢。當這個姿勢變成習慣時，我們會感受到背部和頸部的疼痛，以及許多其他的生理功能障礙，包括淺呼吸（shallow breathing）、高血壓和消化系統疾病。如同摩謝‧費登奎斯所說：「倘若環境突然變化太大，那些曾為物種延續有所貢獻的反射反應，或將反過來變成他們的厄運。」

　　當我們經歷長期的困苦時，涉及縮回反應的肌肉會在這之間不斷被活化。我們都知道，當肌肉一而再、再而三反覆收縮將會造成什麼：原本由縮回反應引起的肌肉收縮模式逐漸變成

習慣，而且神經系統也將學會一直讓這些肌肉保持部分收縮的
狀態。屆時，即使造成長期壓力的原因已降低或完全消除，所
學到的肌肉收縮模式仍將持續存在，並繼續進行那個使壓力增
加的惡性循環。

## 過度駝背

　　腹部肌群是縮回反應的關鍵，如同圖12所示，當腹部肌群
長期收縮時，頭和肋骨皆會被向前拉並保持在那裡，就好像我

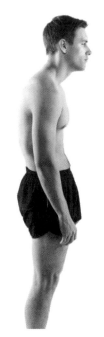

圖 12：過度駝背的例子
*(Undrey © 123rf.com)*

們在仰臥起坐一樣。長期收縮腹部的結果會導致過度駝背，這樣的蜷縮姿勢與老化相關。當自然的胸椎後凸曲線變得太過誇張，便形成了過度駝背。

過度駝背者與正常姿勢的人相比，頸部疼痛與功能不良的狀態更為明顯，而且頭部愈向前，疼痛就愈顯著：頭部每向前移動一英吋，頸部和背部肌肉所要負擔的重量就會增加10磅，使得頸背的壓力上升。在這個姿勢下，如果還想抬起頭看向前方，而不是往下看著地板，那麼頭顱下方的枕下肌（圖13）就必須要產生更多的收縮，肌肉長期收縮可能會造成疼痛，還可能因為頸椎壓迫而引發椎間盤問題和神經痛。

過度駝背也可能引發下背痛，當腹部收縮並且將頭和肋骨

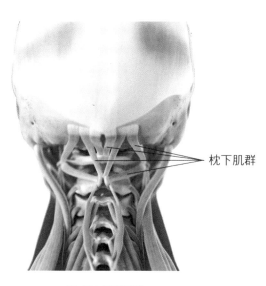

枕下肌群

圖13：枕下肌群
*(Sebastian Kaulitzki © 123rf.com)*

的重量拉到中軸重心的前方時，如果不採取任何措施使自己保持平衡，實際上身體會向前倒下。因此，隨著腹部肌群逐漸變得習慣性收縮，下背肌群就需要更加努力工作，以保持在重力中的直立，過度駝背的人可能只會抱怨背部痠痛，但是所有直接處理背部肌肉的治療效果都不會太理想，直到解決了「習慣性腹部收縮」這樣的根本原因之後，困擾才會真正改善。如果背部肌群必須代償長期收縮的腹部肌群，背部的痠痛將永遠無法獲得釋放。

過度駝背除了會引起疼痛、神經壓迫和椎間盤退化以外，對於其他的身體功能也有負面影響。緊繃的腹部限制了深呼吸的能力，深呼吸需要橫膈肌能夠向下收縮並向前推動腹部內容物。如果腹部緊繃，就無法進行此一功能，呼吸將變得短淺費力。身體前側的長期緊繃和壓迫也會對所有內臟器官施加壓力，從而導致高血壓、消化問題、頻尿、便祕和陽痿。

縮回反應也會導致四肢出現問題，因為頸部和下頜肌群持續收縮會引起頭痛、磨牙、顳顎關節疾病和耳鳴。縮回反應還會使大腿內側肌肉收縮，導致大腿向內旋轉，對膝蓋和腳踝施加壓力，並使足弓塌陷。髖屈肌群、股四頭肌和大腿後側肌群會因為要將身體維持在屈曲姿勢而變得緊繃痠痛。

老年人受縮回反應的影響往往更為明顯，單純是因為他們活得較久，暴露在壓力下的時間較長。然而，隨著年齡增長而發展出的蜷縮姿勢並非無法避免，我們在生活中感知與應對壓

力的方式，決定了人體系統的反應方式，只要我們能學習如何以建設性的方式應對壓力，就可以防止縮回反應自動觸發，並保護身體避免遭受負面的影響。

由於個人電腦、智慧型手機和其他電子設備的出現，許多二、三十歲的人、青少年甚至兒童也過度駝背。在電腦前坐著好幾個小時，會使我們處於縮回反應姿勢：臀部和膝蓋屈曲、手臂向內旋轉、頭部和肋骨向前。要防止這樣的姿勢變成習慣，需要適當的坐姿，還要非常有意識地注意這件事。

我們只需要在購物中心四處走走，就會觀察到智慧型手機和久坐的生活方式對年輕人的影響。每當看到生命正燦爛美好的青少年，竟然已經開始像個八十歲的老人一般駝背向前時，總是讓我感到難過。如果少了頭部向下傾斜以及收縮肱二頭肌與胸肌，幾乎不可能使用智慧型手機；一般來說十一至十八歲的人，如果每天花八個小時以上使用某種形式的電子媒體，很容易發現，蜷縮姿勢很快就會成為他們的習慣。

一項對八百多名澳洲青少年的研究顯示：電腦的使用與習慣性姿勢偏離有關，例如頭頸部屈曲增加（這意味著他們的頭向下傾斜）。無論青少年是向前看、向下看、垮著身體坐著或站著，這種屈曲都是一致的。他們從很小的時候，就已經非常根深蒂固地把這些姿勢習性學了起來，如今即使沒有在使用電腦時，頭頸也仍然保持屈曲。

該研究也發現，姿勢的微小變化與頸部和肩膀疼痛的加劇

有關，即使是理應相當有韌性且較少感到疼痛的年輕人，慣性姿勢的輕微變化仍足以引發疼痛，這就是為什麼關注身體使用方式相當地重要：你不會知道這些看似毫無意義的動作習慣竟然可能造成疼痛，直到你學會重新控制自己長期收縮的肌肉。

除了新科技和日常活動的改變之外，競爭激烈的工業化社會對兒童和青少年的要求也不斷增加，使他們與成年人一樣，承受著的社會結構與成功期待的壓力。因此，他們的壓力反應（往往是縮回反應）被觸發的頻率，遠比前幾個世代的人高出許多。

還有其他一些因素也會導致蜷縮姿勢，疲勞本身通常會讓人感到壓力，並使人想要蜷縮成球形睡覺，長期缺乏睡眠會讓人懶散並採取縮回反應的姿勢。

高個子的人經常會因為各種功能需求而形成蜷縮姿勢，例如在為一般人的平均身高所設計的檯面上工作。為了能在平均身高世界中保有功能，高個子的人幾乎必須不斷彎腰或低頭。他們也傾向於蜷縮向前以降低他們的高度，以便於更輕鬆地與比他們矮小的人互動。

腹部手術或受傷，通常會導致縮回反應姿勢，因為人們本能地想要透過收縮周圍的肌肉來保護疼痛區域。游泳或體操等要求大量核心力量的運動訓練，也可能導致訓練有素的運動員呈現圓肩和胸部凹陷。而且基本上光是感覺寒冷，就足以促發縮回反應的姿勢，留意下一次當你覺得非常冷時，身體會發生

什麼：你將會把手臂收向身體、將肩膀聳起，如果你是坐著或躺著，你會收縮腹部，並捲曲成胎兒的姿勢以保持溫暖。

如果你是處於蜷縮姿勢，那麼臨床身心教育的練習將可以緩解腹部和胸肌的長期緊繃。你可以參考這個網址，裡面有兩個簡易的練習，能幫助你學習使蜷縮姿勢變得直立：https://youtu.be/weWXT8PMU2U

# 行動反應與拱背

在生命頭幾個月的時間裡，我們是完全無助的，無法爬行，甚至無法靠自己坐起來。我們花了最初的九個月蜷縮在胎兒的姿勢，才學會控制頸部和背部伸肌：大約三個月大的時候，終於能在趴著的時候將頭抬離地面。又過了幾個月，下背的肌肉才活躍起來，讓我們得以爬行、坐起，最終能夠走路。

一旦使用了頸部和背部的伸肌，頸椎和腰椎的曲線就會開始發展，這些被稱作脊柱前凸曲線，它們的彎曲方向與胸椎、薦椎後凸的曲線相反（圖14）。

自然的後凸和前凸曲線，對於脊椎吸收震動的能力至關重要，並使脊椎像大彈簧一樣的運作；如果沒有這些曲線，椎骨以一條直線堆疊在一起，那麼壓縮的力量將會造成很大的傷害和疼痛。

嬰兒期有一種稱為藍道反射（Landau reflex）的反應，嬰

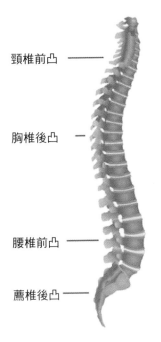

圖 14：自然脊椎曲線
*(adapted from Vonuk © 123rf.com)*

兒有想要移動的本能渴望，而藍道反射正是呼應這個本能所引發的背部與頸部肌群收縮（圖15）。但即使學會了如何站立、行走和奔跑，每當我們想要起身和走動時，伸肌也會自動收縮，這就是「行動回應」，也就是背部向後拱起、頭抬起、肩膀向後拉、挺起胸部、打直膝蓋，並讓腿部向外旋轉。

　演講或與新老闆會面等良性壓力，也會啟動行動回應，每當我們想展現最佳狀態，並給人留下深刻的印象時，就會本能地收縮背部肌肉，以便站直、看起來更高、更有自信，這種姿勢使我們在身體和心理上為行動做好準備（圖16）。

（圖中標示）
頸椎前凸
胸椎後凸
腰椎前凸
薦椎後凸

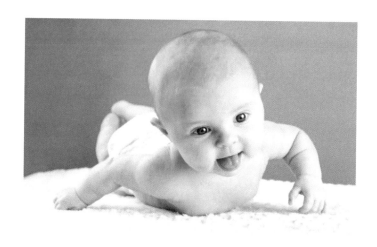

圖 15：藍道反射
*(Sylvie Bouchard ©123rf.com)*

　　我們下意識地將這種直立、弓形的姿勢，與自信、力量、年輕和美麗聯想在一起。軍隊訓練士兵站直並挺起自己的胸膛絕非偶然，這種行動反應姿勢向敵人表明我們已準備好戰鬥。看著一個人筆直站立的姿勢比蜷縮向前更令人愉悅；想像一下看著舞者或溜冰選手在表演時無精打采的樣子，這樣的表演很難讓人享受其中。

　　到目前為止，行動回應聽起來還不錯：它讓我們為行動做好準備，並自動地使我們看起來、感覺起來更加自信——所有這些機制都是完全自然的。行動回應偶爾被觸發是好的；但如果高壓的工作不斷地活化行動回應，或把這種姿勢當作身體訓練的一部分反復地練習，肌肉收縮的模式就會變成習慣。因此，即使從壓力大的工作中退休或停止跳舞後，背部肌肉仍習

以為常地保持緊繃，導致痠痛、疼痛，往往還會造成神經壓迫，或對椎間盤的結構造成損傷。

　　當背部的伸肌長期收縮時，通常會拉扯腰椎導致過度前凸，下背部的誇張弓形壓迫到腰椎之間的椎間盤，往往會導致椎間盤突出。下背部肌肉緊繃的人，可能會出現坐骨神經痛，因為坐骨神經離開脊椎時受到腰椎椎體之間的壓迫。緊繃的下背部肌群也會壓迫薦髂關節，引起疼痛和發炎，有時候也會使薦椎和髂骨的排列跑掉。

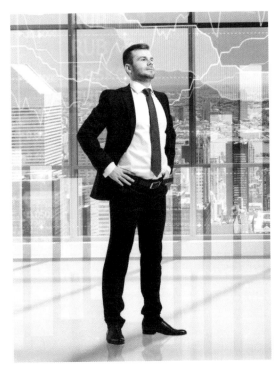

圖 16：行動回應姿勢的例子
*(Denis Ismagilov © 123rf.com)*

一旦行動或縮回反應變成習慣，並且大部分時間裡——甚或無時無刻——下意識地使自己處於功能失調的姿勢，那麼疼痛就幾乎無可避免。研究指出：與理想站姿的人相比，站立時下背部平坦（由於腹部肌群過度收縮）或拱背的人更容易受疼痛所苦。幸運的是，透過學習改正有害的姿勢模式，將可以減輕、消除這樣的疼痛。

　　你可以參考這個網址所提供的練習，溫和地
放鬆下背肌群：https://youtu.be/eK7J_LoMJdE

## 老化與壞習慣

　　人在一生當中都會經驗或多或少的行動回應和縮回反應，取決於我們遇到的壓力源和我們對它們的感知方式，每次重複行動或縮回反應姿勢時，都會有一小部分保留在肌肉記憶中。時間一長，對於壓力的反應便會形塑出一個人獨特的姿勢和動作模式。

　　行動回應和縮回反應的肌肉收縮作用相互抵抗，行動反應提示神經系統自動釋放屈肌，使伸肌不受阻礙地收縮；縮回反應則具有相反的效果：自動釋放伸肌，使屈肌得以將身體蜷曲成胎兒的姿勢。

　　隨著年齡的增長，由於這些相反的肌肉模式相互對抗，往往會使我們失去活動度。腹部肌群和下背部肌群都將肋骨向下

拉向骨盆，從而壓迫了脊椎並縮短身高，身體軀幹從原本曾經可以自由地彎曲旋轉，到後來變得僵硬、動也不動。只需觀察一個走在祖父母旁邊的年輕人，即可看到隨著年齡增長而出現的肌肉僵硬，注意年輕人如何輕鬆地動作，他們的軀幹能夠扭轉、四肢自由地擺動，相較之下祖父母的動作則顯得非常僵硬。

湯瑪斯‧漢納將這種逐漸定型的身體稱為「壞習慣」，隨著時間的流逝，人們傾向於像老虎鉗一樣緊收，將自己向內、向下拉往中心，肌肉和結締組織繃緊、運動受到限制，而且起床時也開始會感到僵硬疼痛。

更糟的是，所有這種長期的肌肉收縮都有另一個不利的影響：慢性疲勞。正如我們在第四章中所知曉的，肌肉需要能量才能收縮，肌肉張力愈大，消耗的能量就愈多，也愈容易變得疲累。即使睡了一整夜也無法恢復神清氣爽，因為肌肉一整晚都保持著部分的收縮，即使在睡眠時仍持續消耗能量。

## 留意你對壓力的反應

我們無法完全避免行動回應或縮回反應，事實上也該這麼做，它們有時候仍然派得上用場。但是，我們應該敏銳地意識到這些反應何時啟動，以及它們如何影響我們的姿勢、動作和疼痛。雖然人們無法總是不讓自己落入壞習慣，但只要你能夠保持自我覺察，並採取有意識的行動，就能避免自己深陷其中。

研究一致地顯示，壓力與疼痛之間是相關的，但是與遭遇壓力源的類型或數量相比，更重要的是處理壓力源的方式。基於個性與過往的經驗，每個人對壓力的看法和應對方式都不盡相同：使一個人啟動行動回應的某個壓力事件，對其他人來說則可能是觸發縮回反應，而另一些人則可能根本不覺得該事件有什麼壓力。意識到自己對壓力的反應，並學習如何對這些反應進行調節，對於預防由肌肉緊張和姿勢反應所引起的疼痛來說，乃是最重要的事情之一。

# 第十章
# 為什麼有些人會形成側彎

　　想像一下，你在結冰的門前臺階上滑倒，並扭傷了腳踝，這既不是個令人熱血沸騰的登山冒險故事，你還必須戴上腳踝護具，並使用拐杖至少一個月，這樣撕裂的韌帶才能痊癒。你必須將所有的重量放在未受傷的那一側，本能地收縮並固定受傷的一側以保護它，在接下來的四個星期中，你將變得很擅長用好的那條腿走路。這種不自然的動作方式開始成為習慣，即使腳踝完全復原後，你可能也會發現自己在站著的時候，重心會放在之前未受傷的一側，而將曾經扭傷的那一側髖部抬高。

　　現在，想像你的右肩膀有長期的疼痛，醫生說由於舉重多年造成的磨損，你的肩旋轉肌腱撕裂。隨著疼痛加劇，你減少使用肩膀以避免疼痛，並傾向於將右臂貼在身體上，以限制肩膀的動作。經過手術和數個月的物理治療後，疼痛終於消失，但是你所學習到的動作模式仍然存在，也就是說，那些穩住肩膀、將手臂收向身體的肌肉會長期收縮，而你也始終讓右肩保持在比左肩低一英吋的位置。

　　在應對傷害或長期疼痛時，人們會下意識地調整姿勢和動作的方式，收縮某些肌肉以保護疼痛或受傷的區域，並修改動

作模式以避免疼痛。疼痛處理系統與本體感覺和前庭系統互相合作，可以自動調整姿勢和動作，以盡量減少疼痛，並防止進一步的損傷。

## 屈肌反射

當身體的一側受傷或感到疼痛，例如踩到釘子或碰到非常熱的鍋子時，就會觸發屈肌反射的神經系統自動反應。身體受傷側的屈肌收縮，以將患處拉離疼痛源，同時對側伸肌反射啟動，活化身體另一側的伸肌，使重心保持平衡並且不會跌倒。

屈肌反射在遇到急性疼痛或受傷時非常管用，因為它可以幫助我們避開疼痛源，以免對身體造成進一步的傷害。但如果傷後的復原時間太長，或是長期疼痛不斷地活化屈肌反射，就很容易形成持久的動作模式。屈肌反射一開始是一種保護性的姿勢機制，後來變成一種習慣性動作模式，從而導致身體排列失當、動作功能失調，以及更多的疼痛。

受傷的過程與傷後高張的情緒狀態，也會導致鎖住的模式，就像即使求婚只發生過一次，卻永遠不會忘記一樣，伴隨傷害或事件的強烈情緒反應，也會導致人們立即深刻地習得肌肉收縮的模式。

除非受傷或疼痛就發生身體的中心線，比如腹部或脊椎，否則，因應受傷的保護性反射總是發生在身體的某一側。舉例

來說，腹部手術後，人們會傾向於以蜷縮姿勢站立以保護腹部，這讓腹部有效地度過創傷。同樣的，如果脊椎受傷，背部肌群也會收緊以限制動作。

湯瑪斯·漢納觀察到屈肌反射對學生的影響：傾斜和旋轉的姿勢、不平衡的髖部和肩膀，以及身體兩側肌肉收縮的不同模式，這些個案中許多人患有坐骨神經痛，或者在髖部、膝蓋和踝關節患有疼痛，而其他人則患有冰凍肩、滑囊炎或腕隧道症候群。

漢納的一些學生甚至被醫生告知，他們的一隻腳比另一隻長，這樣的腿部長度差異，其實是因為腰部肌肉緊繃，使得一側髖部比另一側高。當漢納教導個案如何釋放腹斜肌後，他們的髖部變得平衡，而且兩腿的長度也奇蹟般地恢復相同。

## 慣性

除了受傷之外，還有一個重要的因素在決定我們如何使用身體的兩側，那就是「慣性」。無論是右撇子還是左撇子，在發展動作模式中都扮演著重要的角色，它決定了我們如何坐在辦公桌旁、使用電腦的方式、用哪一側抱著嬰兒、用哪一隻腳踢球，以及容易傾斜向哪一側。

通常人們會將身體分為「慣用側」和「非慣用側」，但實際上，身體兩側在執行複雜的動作任務時，都扮演著同等重要的

角色。如果你是慣用右手的人，會傾向於使用身體的右側來執行需要精確和靈巧的任務，而左側則是提供支持和平衡的關鍵角色。

身體兩側各自發展成肌肉收縮的慣性模式，在我們的慣用側，張力是重複自主動作的結果；而在非慣用側，肌肉收縮則是自動穩定身體和平衡重心的結果，這使我們能夠進行自主的動作。

重複性的活動例子不計其數，例如：刷牙、打電話、坐在沙發上和睡在床上，這些活動涉及身體兩側不同的使用模式，讓我們來研究一下大多數人可能會遇到的情況：單肩揹包包。

當你進入幼兒園時，可能就已經開始揹著書包去學校。你可能會依據自己的慣用手，來選擇用哪一邊的肩膀揹書包。隨著你將書包放在同一邊肩膀上的次數愈來愈多，它感覺起來也會變得愈舒適，而且，你會不知不覺地自動調節整體姿勢，以便將書包持續揹在肩膀上。如果書包揹在右側，你會將右肩向後拉，並保持右臂不動，以防止書包從肩上滑落，這巧妙地將你的整個軀幹扭曲向右，你還將肋骨移動向左，並將更多的重心放在左腿，以平衡書包的重量。

信不信由你，每當你把包包揹在一側的肩膀，即使是個很小巧輕便的包包，你仍會進行這些姿勢調整，而且不論揹的是什麼，每一次以單側揹東西都會進行類似的調整。嘗試像平常一樣，用一側肩膀揹包包並站起來，然後試試看將包包揹在另

一側的肩膀，你可能會感覺不協調，甚至感覺無法舒適地揹在那邊。

當我要求我的學生嘗試用另一邊的肩膀揹包包時，他們通常會看著我說：「但是……我做不到。」與單肩揹包包有關的姿勢調節，已經透過學習而變得如此根深蒂固，以至於身體感覺起來好像無法用另外一側來做這件事。

你可能會問說：這有什麼重要？某種程度而言，這並沒有那麼重要。基本上所有人都有慣用側，由於我們使用身體左右兩側的方式不同，因此也發展出各自的動作模式。這是人們動作中自然而然的部分，它使我們能夠執行複雜的任務。

但是，正如你已經知道的，當動作模式變成習慣時，你往往變得愈來愈不會意識到它，這種意識的缺乏會使你在這樣的模式裡愈陷愈深。

在日常生活中，每天用同一側的肩膀揹包包，透過學習，使得姿勢的調節變得如此根深蒂固，以至於你沒有意識到自己無時無刻都以這種方式站立與移動：一邊肩膀向上和向後拉，脊椎扭轉到一側，肋骨和重心轉移到另一側。這樣的模式在某些時候變得無法正常運作，便會開始造成一些問題：你可能會感覺到一般的肌肉疼痛，但也可能會注意到更嚴重的症狀，例如由於軟骨磨損而引起的神經夾擠或關節疼痛。

所有人都是用不同的方式在使用自己身體的兩側，不幸的是，當動作模式因大量重複而變得太過強化，或是當我們對受

傷的反應使動作模式變得更為糟糕時，我們才會因為感受到疼痛，或是導致身體結構受損，這才發現自己已失去平衡。重點是，我們要留意自己是否做了太多單側的動作，並且要教自己更平均地使用兩側的身體，以避免造成疼痛和反復受傷。在本書的第十五章裡會介紹如何進行身體兩側的平均運用。

## 原發性脊椎側彎

脊椎側彎，顧名思義就是脊椎向側面彎曲（可能是彎曲向一側或者是彎曲向兩側），脊椎自然前凸與後凸的彎曲有助於吸收震動，但脊椎側彎可不一樣：彎曲向旁對於脊椎來說不是自然的，任何大於十度的側彎都被認為是異常的。雖然某些案例是在出生時就有脊椎側彎，或是由腦性麻痺（cerebral palsy）或肌肉失養（muscular dystrophy）等疾病所引起的，但《美國家庭醫生》（American Family Physician）雜誌於2014年發表的一篇評論指出，約有85%的脊椎側彎被歸類為原發性，換句話說，大多數個案脊椎側彎的發生原因是不明的。

同一篇評論也指出，2%-4%的青少年患有脊椎側彎，根據約翰‧霍普金斯大學（Johns Hopkins University）進行的一項回溯性研究，四十歲以上的成人中，脊椎側彎的發生率增加到8%以上。另外，2005年一項研究，對象是75名六十歲以上的健康成人，這些人從未被診斷為脊椎側彎，也未曾做過脊椎手

術，研究發現在這些人當中，脊椎側彎的發生率為68%。隨著年齡增長而增加的發生率是一項有力的指標，意味著習得的動作模式、對身體創傷的反應，以及慣用手，都可能是促成脊椎側彎的因素。

根據《美國家庭醫師》雜誌的評論，85%-90%青少年脊椎側彎個案的胸椎側彎向右，而且其中約90%的人是右撇子。這暗示著，由於慣用手而形成慣性的身體兩側使用方式，足以影響脊椎側彎的彎曲方向。

雖然脊椎側彎也可能是結構性畸形的結果，但多數情況下，是由於肌肉拉扯脊椎，偏離身體排列而導致的。脊椎某一側的肌肉長期收縮，會將脊椎骨拉成C形曲線；脊椎兩側的收縮則會導致S形曲線（圖17）。通常，11度以上的曲度即達脊椎側彎診斷標準；如果曲度大於20到25度，可能得接受背架治療；如果曲度發展到超過45度，甚至有可能得採取脊椎融合手術來進行治療。

脊椎側彎角度在20至55度之間的成年人中，大約有66%的人會感到背痛，許多脊椎側彎的人因為姿勢排列不當，造成在臀部、膝蓋、脖子和肩膀施加了不平均的壓力，而使身體的其他部位產生疼痛。脊椎側彎患者也常常會有關節炎、椎間盤和脊神經壓迫以及呼吸困難。

美國每年約有38,000名脊椎側彎的患者接受脊椎融合手術，在手術中，醫師將金屬桿、鉤子、金屬絲和螺絲釘固定在

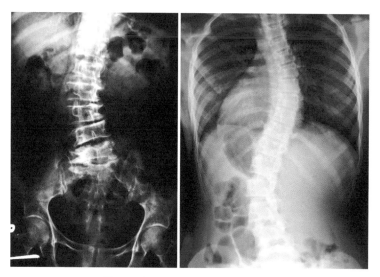

圖 17：左：C 形側彎；右：S 形側彎
*(Puwadol Jaturawutthichai © 123rf.com 和 draw05 © 123rf.com)*

脊椎上，以便使脊椎形成筆直。接著，醫師再將骨塊附著上去，這些骨塊將一起生長並進一步讓脊椎真正融合。

接受此類手術的患者，脊椎靈活度會減少20%至60%，而未融合的脊椎則得承受很大的張力，很可能進一步引發椎間盤退化和骨關節炎。2008年發表在美國《脊椎》雜誌上的一項研究，調查了32名脊椎融合患者，發現其中75%的患者在手術後出現骶薦關節退化。令人遺憾的是，2001年對原發性脊椎側彎患者的研究發現，40%的患者在脊椎側彎手術之後，疼痛的程度並沒有降低。

2008年，研究人員對脊椎融合手術研究進行了大規模的回顧，發現儘管在個別的調查裡，手術併發症的發生率略有不

同，但整體而言，高達89%的患者曾經經歷一些併發症。另一個以人口群為基礎的回顧，研究了在華盛頓州進行的腰椎融合手術，結果發現，至少有23%個案的椎骨實際上並沒有融合。即使通常已透過金屬植入物將椎骨固定在適當的位置，背部肌肉的收縮模式仍會引起細微的動作，使得骨骼無法持續生長。此外，肌肉收縮的力量之強大，甚至足以將那些沿著脊椎插入的金屬桿拗斷，造成極大的疼痛，因而需要再次接受手術。鑑於併發症風險高，又缺乏足夠的證據來支持脊椎融合手術的效益，2008年的回顧得出這樣的結論：脊椎柱融合手術雖然可以用來減緩或阻止脊椎曲度的加重，但並不是理想的長期解決方案。

嘗試透過徒手治療（manual force）試圖改善脊椎功能性曲線，對於神經系統發送的訊息幾乎沒有任何影響，但這些訊息才是真正導致肌肉收縮的源頭。骨折是結構性的問題，為了使骨頭能夠癒合，必須將它固定在適當的位置。但是，當骨骼被肌肉拉扯以至於偏離了理想排列時，這就是一個功能性的問題；這種排列錯位是由神經系統的運作方式所引起的。原發性脊椎側彎患者在學會如何釋放導致側彎的長期肌肉收縮之後，往往會感受到疼痛減輕或消失，並逐漸能夠伸直脊椎。

你可以學習這個網址裡的練習，將有助於減輕原發性脊椎側彎：https://youtu.be/wPxA4l7517U

# 注意姿勢模式

現在，你已經了解了縮回反應、行動回應和屈肌反射的影響，這可能會讓你不由自主地去觀察視線所及的每一個人（巴德爾－邁因霍夫現象）。你會看到陌生人彎腰駝背，他們的後背和肩膀蜷縮成圓形，並且把頭向前推。你將能夠知道你的朋友之中誰有背痛，線索就是緊繃而且前凸呈拱形的下背。你也可以照照鏡子，觀察一下自己有沒有哪一側的肩膀或髖部比較高。別擔心，透過臨床身心學的練習，就能夠緩解和消除這些功能性的問題。

停一下，想一想多年來你所發展出來的動作模式。在一整天當中，請注意自己的姿勢、肌肉張力，以及你在進行以下活動時，使用身體兩側的方式可能會有怎麼樣的差異：

- 在電腦前工作
- 開車
- 使用手機
- 坐著閱讀或看電視
- 睡覺

你有注意到任何可能引起肌肉緊繃，或者造成疼痛的姿勢或動作習慣嗎？

# 第十一章
# 個性與姿勢

　　看看下方圖18照片中的兩個小男孩，左邊的看起來既輕鬆又自信，好像很高興成為關注的焦點、很開心被拍照，透過觀察他的肢體語言，我們可以知道他的感覺：他站立時將骨盆向前推、雙手放在髖部上、胸部和腹部敞開。他放鬆的姿勢和輕鬆的笑容表示他沒有擔心，而且對他人也沒有防備的感覺。

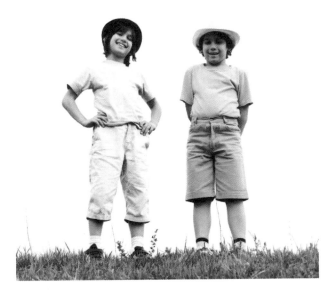

圖 18：個性與姿勢
*(Zurijeta © 123rf.com)*

相反的，右邊的男孩看起來既害羞又緊張，儘管他希望自己可以不要被拍照，但仍強迫自己微笑，顯然想擺出一副勇敢的面孔，他的上背部蜷縮、胸部凹陷，並且肩膀抬高，所有這些都表現出對恐懼的姿勢反應。如果遇到一個惡霸，這個男孩很有可能會逃跑，除非站在他左邊的朋友第一時間挺身保護他。

　　為什麼我們能從照片中分辨出這些差異？因為姿勢、面部表情和動作傳達了內在的感受。科學家發現，非語言訊息在所有交流中占比高達60%至93%，這解釋了為何當我們在發送電子郵件和訊息時，會想要使用好幾個感嘆號和表情符號，當無法面對面交流時，文字總是不夠的，我們需要符號來表達我們的情感。

　　身體語言不僅限於與他人直接交流，它本質上與我們的情感狀態有關。即使是自己一個人獨處，沒有被其他人看到的時候，我們的情感仍然不斷地透過姿勢和行動的方式來表現。

　　如果我們想欺騙某人，或給人留下良好的印象，通常會本能地嘗試去偽裝我們的身體語言，例如照片中的男孩，儘管感到不自在，但他仍在微笑。然而，以這位男孩的例子來說，他的笑容掩蓋不住習慣性姿勢所透露的訊息：由於他的縮回反應已經被觸發了許多次，以至於在大部分時間裡，他會不由自主地陷入這種姿勢。

　　就像是任何習慣性的動作模式一樣，我們可以藉由有意識的練習和不斷重複來改變肢體語言，而且透過改變肢體語言，

事實上也可以改變我們的內在感受。2010年，哈佛大學的艾美‧柯蒂（Amy Cuddy）、哥倫比亞大學的戴娜‧卡尼（Dana Carney）以及安迪‧葉普（Andy Yap）測試了被他們稱為「力量姿勢」的效果，他們的研究結果應用到現實世界讓人驚豔。

在這項研究中，受測者會在坐姿下，分別花兩分鐘擺出高權力或低權力的姿勢。高權力的姿勢是開闊且向外敞開的，這意味著該研究對象擴展他的身體以占據更多空間，並使四肢遠離自己的身體中心（類似於行動回應）。相反的，當研究對象處於低權力姿勢時，身體所占用的空間較小，並且四肢較為靠近身體的中心（類似於縮回反應）。

該研究在擺出力量姿勢（power posing）的前後都測量了受測者的皮質醇和睪固酮的濃度。感到較為無力者的壓力激素皮質醇濃度通常較高，反之，感到有力量的人皮質醇濃度較低；而睪固酮則與決斷有關，睪固酮濃度較高的人通常會感到有力量，而且行為表現充滿自信。

擺出高權力姿勢的時候，睪固酮的濃度會上升，而皮質醇的濃度則會下降；反之當擺出低權力姿勢的時候，睪固酮的濃度會下降，而皮質醇的濃度會上升。這些荷爾蒙的變化也伴隨著情緒的轉變，擺出高權力姿勢的人表示感受到自己更有力量，並且跟擺出低權力姿勢的時候相比，高權力姿勢時受測者更願意冒險賭博。令人難以置信的是，僅僅兩分鐘的姿勢改變，就可以立即影響我們的感受、行為，甚至是荷爾蒙的濃度。

如果兩分鐘的姿勢改變足以使你的荷爾蒙、情緒和行為方式產生如此巨大的變化，想像一下倘若日常生活中長期維持同一個特定姿勢，將會帶來多大的影響。

力量姿勢甚至還會影響我們對疼痛的感知，多倫多大學和南加州大學的研究人員探討了權威姿勢與順從姿勢如何影響我們對疼痛的耐受性。他們的發現非常明確：在僅僅保持權威姿勢20秒後，受測者就表現出疼痛耐受性的增強。

力量姿勢有助於使我們感受到疼痛減輕，因為它帶給我們掌控感。研究指出，當我們感覺自己能夠控制整體情況的時候，對疼痛的忍耐力就會提高；反之，當我們覺得自己無法掌控時，對疼痛的忍耐力則會降低。力量姿勢也會增加睪固酮的濃度，從而進一步增加我們對疼痛的耐受性。

既然動作模式會影響你的內在感受和行為，尤其是那些已成慣性的模式。那麼我們是不是可以根據一個人的個性，去預測這個人會養成哪種姿勢習慣？某種程度上答案是肯定的。麥吉爾大學和聖地牙哥綜合大學的研究人員在一項比對性格和姿勢的研究中發現，姿勢與外向的個性之間有著驚人的相關性。

研究人員根據四種不同的習慣性姿勢將受測者分組，如圖19所示：理想姿勢、胸椎後凸－腰椎前凸姿勢（脊椎後凸與前凸的曲線都很誇張）、搖擺背姿勢（腰部曲線減少而且髖部落在腳踝前方）以及平背姿勢（腰部曲線平坦）。研究顯示，理想姿勢組中性格外向者占96%，胸椎後凸－腰椎前凸組中外向

者占83%。另一方面，性格內向的人更傾向於以搖擺背或平背姿勢站立。

這些研究的結果相當重要，若你仔細觀察下背部和骨盆的位置，就會發現外向的人傾向於保持骨盆直立或向前傾斜，這會讓下背部形成自然的或較大的弓形。換句話說，比較開朗、有自信的人，已經採用了和行動回應有關的力量姿勢。

相反的，性格內向的人收縮腹肌的傾向很強烈，並將骨盆向後傾斜（縮回反應的順從姿勢），使原本自然的腰部曲線變平，並使它們變成平背或搖擺背姿勢。

研究也發現，採取上述提及這三種非理想姿勢者的肌肉張

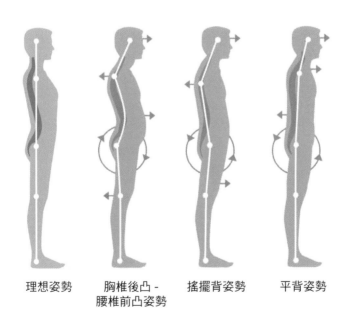

| 理想姿勢 | 胸椎後凸 -<br>腰椎前凸姿勢 | 搖擺背姿勢 | 平背姿勢 |

圖 19：姿勢習慣
*(adapted from elenabsl © 123rf.com)*

力，比理想姿勢者來得更大。這應該已經不足以讓你感到意外，因為我們已經了解到，肌肉必須持續收縮才能使我們維持不自然的姿勢；同時也可以預見，與理想姿勢的人相比，三種不理想姿勢者也比較容易感受到背部和頸部疼痛。

　　每個人獨特的情緒和行為特質，形塑了我們獨特的樣貌，也可以說是「個性」，而個性使我們採取某些特定的姿勢和動作模式。當我們一遍又一遍地重複這些模式時，它們就變成了根深蒂固的習慣。隨著時間的累積，這些習得的模式本身又會影響我們的感覺和行為。「個性」和「習得的動作模式」兩者協同作用，使我們站立、移動、感覺和行動方式困在慣性裡面。這意味著，你確實也可以藉由改變身體的使用方式，來改變自己的個性。透過釋放長期累積的肌肉張力、改變姿勢，和創造新的動作模式，將使你在面對疼痛時變得更有韌性、更有自信，並感覺承受更少的壓力。

## 姿勢與情緒之間的關聯

　　嘗試用以下的方式活動身體，這會幫助你發現，姿勢的變化是如何快速地影響你的情緒。

1. 無精打采的樣子。讓你的胸部塌陷、收緊腹肌，同時圓
   肩向前。你在這個姿勢的感覺如何？你有注意到什麼情

緒或感覺嗎？這個姿勢會給你的脖子、肩膀或下背帶來壓力嗎？你是否在這個姿勢下感覺到身體任何部位的疼痛？

2. 採取力量姿勢。將你的手放在髖部並挺起胸部、將頭部稍微向上仰起，並將骨盆稍微向前傾斜，誇張地將下背部向前拱起。你在這個姿勢的感覺如何？你有注意到什麼情緒或感覺嗎？這個姿勢會給你的脖子、肩膀或下背帶來壓力嗎？你是否在這個姿勢下感覺到身體任何部位的疼痛？

3. 思考一下你的想法和情緒如何構成你的習慣性姿勢和動作，在一整天當中，開始去注意何時會觸發某些姿勢模式，以及它們是否影響你的感覺。某些姿勢或動作會使你的緊張或疼痛加劇嗎？

注意到這樣的關聯性，將幫助你更加了解自己的性格和姿勢如何協同作用。當你感覺到肌肉緊繃、壓力或疼痛時，請改變你的姿勢，讓自己的感覺更好一點。

# 第十二章
# 自動化的模仿

你正在面試新工作，而且競爭相當激烈。彼得森先生可能會是你未來的老闆，他坐在椅子上傾身向前，以激昂的手勢說著公司正面臨的問題。你也傾身向前專注聆聽，以同樣激昂的想法和手勢做出回應。然後彼得森先生向後躺靠椅子上，請你進一步解釋想法。你也將身體向後躺靠在椅子上，說明你計畫如何使公司重回正軌。

彼得森先生喜歡你的分享，他盤起雙腿、身體斜倚在他的右手肘上。你也以同樣的姿勢安頓下來，繼續說著你的計畫。你們兩個人討論著公司的未來，對於彼此的看法頻頻點頭表示贊同。在你離開的時候，彼得森先生對自己說：「我真的很喜歡那個人，他有很好的主意，我覺得我們有共識。」

由於你本能地運用了模仿的能力，大大地幫助你成功完成了面試。你十分渴望與彼得森先生建立關係，使你下意識模仿他的肢體語言，他也因此感受到與你的連結，能夠接受你的想法，並由衷地喜歡你。

自十八世紀中葉以來，科學家就知道動物的自動化模仿行為，但直到最近，這種行為的潛在機制才變得清晰。1990年代，

義大利神經科學家賈科莫・里佐拉蒂（Giacomo Rizzolatti）和帕爾馬大學的一組研究人員，在猴子身上發現了特化的腦細胞，稱為「鏡像神經元」（mirror neurons）。

2010年，研究人員在人腦的部分區域發現了負責運動、視覺和記憶的鏡像神經元。當你在觀察另一個人執行某個行動時，鏡像神經元啟動的模式，跟你自己在執行該行動時的啟動模式如出一轍。這和研究人員在猴子身上所觀察到的現象一模一樣。鏡像神經元這樣運作是為了幫助你的生存，就如同神經系統裡面所有自動發生的現象一樣。自動化地模仿其他人的姿勢和動作，可以建立親和感、促進交流，這兩者都是建立關係和創造健康的團體動力的重要因素。

感知他人情緒的能力，是一項溝通和維持人際關係的基本技能，而自動化模仿對於這個能力也有重要的貢獻。當研究受試者的臉部被注射保妥適（BOTOX，醫療級肉毒桿菌毒素）後，保妥適會阻斷運動神經傳到肌肉的信號，使臉部肌肉麻痺。保妥適注射不只讓受試者失去模仿面部表情的能力，還影響了他們感知情緒的能力。這意味著，面部表情肌肉收縮所產生的感覺回饋，對於我們了解他人感受的能力來說相當重要。

我們很容易會下意識地模仿周遭的人，特別是那些我們想與他們建立融洽關係的人。孩童時期起，當我們開始發展動作模式時，就會下意識地模仿家人的姿勢和動作，因此，如果你認為自己的姿勢是從母親那裡得來的，你可能是對的，但這與

遺傳沒有太大關係。

自動化模仿受社會關係的影響之大，以至於連動物都會模仿牠們的主人。最近的研究指出，當狗主人打哈欠時，狗會像被主人傳染一樣地打哈欠，即使以食物獎勵誘使牠們不要打哈欠，牠們也無法克制模仿主人的行為。

青少年由於對融入群體和被接納的強烈渴望，經常表現出過頭的自動化模仿。他們因為太想成為團體中的一份子，以至於潛意識會過度工作，設法在自己和同伴之間建立共同點。在這個年齡階段，從朋友那裡學到的慣性姿勢，可能會壓過從父母和兄弟姐妹那裡所學到的。

作為成年人，當我們下意識地模仿自己的另一半時，便會形成新的動作模式。光是看著某個我們想要和他產生連結的人，鏡像神經元就會觸發，所以僅僅只是與配偶共度的時光，就足以導致姿勢和動作發生變化。下次當你走在街上時，可以留意一下那些以相同步伐、步態和姿勢走路的伴侶。

# 留意自動化的模仿

花些時間思考一下，你的家人、朋友，以及與你在一起最久的人，他們如何形塑你現在的姿勢和動作模式。與你親近的人是否有明顯的姿勢模式？你是否或多或少模仿了這樣的姿勢模式？ 或者，你身邊的人是否也採用了你的慣性姿勢、動作

方式或行為舉止？

在日常生活中，留意當你與他人交談或共度時光時，如何自動化地反射他人的肢體語言。當你與傾斜向一側或雙臂交叉的人聊天時，你是否下意識地也會這樣做？自動化模仿對於你站立和移動方式的影響程度，或許會讓你大為驚訝。

# 第十三章
# 運動員訓練

　　你和投手彼此凝視著，一動也不動，彼此試圖讀出對方的想法。接著，你看到他轉移重心、揮臂並擲球出手。片刻之後，你會聽到你的球棒擊中球所發出的聲響，然後看著球飛到中心區域。你的大腦吸收了你在投手準備投球時所觀察到的一切，採取了最可能擊中來球的揮棒動作，並向肌肉發送了信息，以特定且複雜的順序收縮，而這整個過程不到半秒鐘。

　　在運動比賽、競賽或表演中，幾乎沒有時間進行有意識的決策，而得要精準迅速地產生每個反應，這就是為什麼運動員要大量反覆練習的原因，不僅是為了讓自己處於最佳的身體狀態，訓練還牽涉到整個神經肌肉系統，讓這個系統即使面臨壓力，仍然能夠自動而精確地做出反應。

　　運動員花了非常多時間，有意識地進行訓練，目的就是要獲得肌肉記憶，使他們學到的動作模式變得非常深刻，而且根據他們所從事的運動或訓練，運動員可能需要訓練自己以某些特定的方式動作，也因此而對某些身體部位造成過高的張力。

　　運動員形塑動作模式的過程，也受到壓力、個性和所有我們討論過的因素所影響。當這些因素與專項運動所需要的訓練

相結合時，結果就是：他們的慣性肌肉張力模式可能會比非運動員來得更複雜。

有些時候，運動員的訓練會改善個人的姿勢和動作，有助於矯正失衡，並增加整體力量與韌性。但是在許多情況下，運動訓練所需的大量重複或是過大的負荷，會加重原有的失能模式。

例如，因髖關節內旋而形成膝內翻的初學跑者，在還沒開始學跑之前可能根本沒有疼痛困擾，但當她為了參加馬拉松而開始訓練之後，她的動作模式就會受到考驗，並且很快地開始出現膝蓋和腳踝的疼痛。

同樣的，習慣在站立時讓下背形成弓形前凸的人，原本可能沒有任何問題，直到他決定塑身並開始接受重量訓練。每一次重複訓練，都使他的背部肌肉變得更加緊繃，很快的，他的下背部變得經常疼痛，還因為腰椎受到壓迫而導致椎間盤突出。

某些類型的運動訓練會強化原本慣用側的功能，過度強調優勢側。許多球類運動需要一遍又一遍地以強大的力量和精準度來投擲、打擊或踢球；其他像是體操和舞蹈等運動，要求在一側重複進行跳躍、平衡和轉圈動作，這會改變身體重心，並造成姿勢和力量的失衡，身體一側的超量使用，可能會導致肌肉過度緊繃、疲勞和結構的損傷。

# 年輕運動員

那些年輕時便開始進行運動訓練的人，因為肌肉骨骼系統尚未發育完全，可能會因過度使用而增加受傷的風險。有時肌肉和結締組織的長度或強度，還不足以支撐他們迅速成長的骨骼。參加運動競賽的孩子中，有三分之一的人因為疼痛或嚴重受傷，使他們無法參與比賽或練習。許多這樣的傷害終身困擾著他們，即使轉換運動項目或是完全停止訓練，仍無法擺脫這樣的困擾。

除了孩童的身體結構發育尚不完全之外，另一個問題是，他們太早進行專項運動的訓練。如果你有孩子，請鼓勵他們從事不只一項運動。跟只參加一項運動的孩子相比，參加兩項或三項運動的孩子較少受傷，因為他們會根據所從事的運動而學習到多樣化的動作方式；而且還可以在個別項目的休賽期間讓過度使用的肌肉有機會休息。

一般常識與研究都顯示，季前訓練、功能訓練和適當的身體力學教育，有助於預防年輕運動員受傷。重點應該放在，為將來的成功和健康做準備，而不是當下的表現。如果四分衛需要將橄欖球投得更遠，他的教練應該先著重於他的投球方式，而不是強調短期內增加碼數的目標，隨著技術和身體力學的改善，他傳球的距離很有可能會變得更遠，所有優秀的運動員都知道，運動表現提升主要來自於技術的進步，而不僅僅是力量

或是速度的增加。

# 為什麼會受傷

大量研究指出，人體力學與運動傷害的發生率高度相關。愛爾蘭利默里克運動傷害研究中心的研究人員，對足球運動員進行了為期兩年的研究，發現背部、膝蓋和腳踝受傷以及肌肉拉傷都與不良的姿勢慣性有關，像是搖擺背姿勢、腰椎前凸、駝背、脊椎側彎，和下肢排列不正等。

他們也對運動員感知下肢排列的準確能力做了檢測，並發現不良的本體感覺是踝關節扭傷的預兆。除此之外，其他研究也有類似的發現：骨盆和雙腿的排列不正會導致前十字韌帶受傷，另外，下背部姿勢不良的運動員也比較容易被膕繩肌（hamstring）拉傷所困擾。

雖然運動訓練可能會產生或放大有害的動作模式，但這並不是導致運動員受傷的唯一原因。由於運動員往往傾向於忍受疼痛完成比賽，這也使得他們更容易受傷。運動員要求自己堅強、堅持前進，往往讓他們難以照顧自己，也很難用主動積極的措施來預防疼痛和受傷。

而且，運動員在比賽中所承受的壓力會導致內生性類鴉片物質在血液中流淌，這會鈍化他們所可能遭受的任何疼痛。許多運動員會忽略細微的預警，像是輕微疼痛或痠痛，直到受傷

嚴重到影響他們的運動表現時才受到正視。但是到了那個時候，傷害往往已經發展到需要長時間的休養，甚至得從頭訓練，如此才可能使受傷痊癒並防止再發。

除非你離奧運金牌或超級盃冠軍只差臨門一腳，否則可能不值得忍耐受傷的疼痛而繼續進行比賽或訓練。要停賽一場或一季確實是困難的決定，但如果不這麼做的話，結果可能是對自己的身體造成永久的損傷、長期疼痛、大幅縮短自己的職業生涯，這樣的結果遠比停賽更糟糕。如果你在練習或比賽時注意到輕微的疼痛或奇怪的感覺，可以放慢速度、休息片刻，並試著釐清疼痛的來源，藉此降低發生嚴重傷害的可能。如果你放任它變得愈嚴重，造成的傷害就愈大，所需要的休息時間也會愈長。雖然強忍疼痛可能會使你看起來堅強、強壯和勇敢，然而隨著時間的推移，這可能會演變成嚴重的傷害並減損運動表現。

說到這裡，看起來我好像不贊成運動訓練，但事實上恰恰相反。規律運動不只能帶來數不盡的生理益處，研究還指出，嚴謹的運動訓練可以讓人學會紀律、增加生活滿意度，並提升幸福感。運動員和教練只需要多注重適當動作模式的訓練即可。比起冒險在短期內提升運動表現，我們更應該在傷害的預防和恢復上投注心力。就像是俗話說的：「要聰明訓練，而非埋頭苦練。」

# 為運動員進行臨床身心教育的好處

臨床身心教育對所有類型的運動員都有深遠的好處。臨床身心學的練習可以使肌肉保持彈性、讓關節活動自由。對於鍛鍊後的緩和運動與肌張力釋放來說，臨床身心學練習比靜態伸展的效果更好。

最重要的是，臨床身心學的練習可以使你對姿勢和動作擁有良好的覺察和控制。透過規律的練習，你將能發展以極其精確的方式使用身體的能力。高水準的本體感覺，會使你在動作稍微偏離時就能感知到，並在疼痛加重或傷害發生之前即改變動作的方式。

# 留意自己運動中的動作模式

你是否曾經進行健身或參加過運動競賽？如果有這樣的經驗，請試著進行以下練習，並思考下列問題，看看體育活動中的動作模式如何影響你現在的模式和疼痛。

### 1.列出你曾經參與過的運動項目，以及所有你曾從事過的體育活動

包括常規運動、重量訓練和訓練計畫。如果你是極限運動員，請聚焦於你最近的運動和訓練計畫。

## 2.練習放慢你在這些運動或體育活動裡的每一個動作

你過往或現在的這些活動裡，最常做的分別是哪些動作？當你找出它們之後，讓身體慢慢做出每一個動作；目標是至少用10秒的時間從頭到尾完成一個動作，就好像自己是一隻樹懶那樣。

舉例來說，如果你在做伏地挺身，試著很慢很慢地做一個伏地挺身。在整個動作進行的過程中，請留意哪些肌肉正在收縮，動作看起來是流暢而輕鬆的嗎？還是困難而緊張呢？是不是有某些肌肉處於緊繃或鬆弛的狀態？關節是否感覺緊繃、發出聲音或劈啪作響？請注意當你放慢進行每個動作時的感覺。

## 3.回想一下自己曾經受過的傷，以及此時此刻感受到疼痛的所有身體部位

請注意你剛才進行的每個動作，是否引發疼痛，或使你想起過往的受傷。試試看你能否想出自己為什麼會受這些傷，以及目前的哪些動作模式可能導致你的疼痛。

如果你現在還無法找出所有的關連性，請不要擔心，隨著你繼續透過臨床身心學的練習而增加對動作的覺察，你將會有更多發現。

下一章節你將會學習到，肌肉張力和動作模式如何導致特定類型的疼痛，以及你的動作模式實際上可能會如何造成身體結構的損傷；你也會學到一些可以在家進行的簡易練習，這些

練習將有助於減輕一些常見的疼痛狀況。

# 第十四章
# 我們的模式如何導致常見的疼痛

## 肌肉痙攣與抽筋

　　你的朋友群裡可能有這樣的人：每隔幾個月就把自己的背部搞壞一次，然後就得在床上躺平個好幾天。又或者你就是那個不幸的人，得要打電話求救，找人把你從地上扶起來。肌肉痙攣一點也不有趣，如果發生在背部或頸部，更會使人動彈不得。肌肉痙攣一般來說，發生在已然長期緊繃的地方。當人們發生背部痙攣時，當下正在做的事情往往看似無害，例如伸手拿杯咖啡，或是彎著腰刷牙。任何一個小小的動作，只要在已經緊繃的背部肌肉多施加一點點額外的張力，都可能會使牽張反射介入，自動化地讓背部肌肉更進一步地收縮，以避免肌纖維的撕裂。

　　肌肉痙攣可能幾分鐘就過了，或者也可能持續數天。一般來說，當肌肉漸漸放鬆並回復基礎靜止張力之後，疼痛就會慢慢減低。但有一個因素可能會阻礙這個過程：我們的天性會把疼痛的部位抓緊、讓它變得僵硬。這種下意識的反應就像是把

受傷的身體部位用夾板固定住，以免因為動作移動而造成更多的疼痛。可惜在肌肉痙攣的狀況下，使其周圍肌肉變得緊繃的這個策略，往往反而增加自身的疼痛。

肌肉抽筋與痙攣不同，抽筋是短暫、強烈的肌肉不自主的收縮。長久以來，人們一直認為是脫水和電解質失衡造成抽筋，但這個理論其實沒有什麼證據。抽筋常常發生在高階運動員身上，研究發現，這些運動員在賽後並沒有電解質或體重的改變。研究顯示，反覆的肌肉收縮、疲勞，還有它們所導致的神經肌肉失控，才是抽筋的罪魁禍首。科學家們的假設是，當肌肉裡面的本體覺受器太過興奮時，肌肉的放鬆期時間會變短，造成強烈而疼痛的收縮。

抽筋也會發生在非運動員身上。舉例來說，穿高跟鞋的女性會發生小腿與足部抽筋，因為那些肌肉整天處於縮短、收縮的狀態。到了一天結束時，它們已因持續的收縮而疲乏。

要如何防止肌肉痙攣與抽筋呢？方法就是：降低靜止期肌張力的程度、重新學習自然且有效率的動作模式、當進行劇烈運動時，要讓自己有時間休息。

下方的網址提供了一個簡易的練習，可以降低下背肌肉的張力，幫助你預防背肌痙攣：
https://youtu.be/eK7J_LoMJdE

# 坐骨神經痛（Sciatica）與梨狀肌症候群（Piriformis Syndrome）

　　如同我們在第二章裡學到的，坐骨神經是人體中最大最粗的神經。它由腰椎第四節到薦椎第三節發出的神經合併而成，接著穿越臀部一路往下到雙腳，它負責小腿與雙足大部分感覺與運動的神經支配。

　　當坐骨神經受到壓迫時，你可能會在雙腿和足部感覺到抽痛、燒灼感、刺痛、麻木或乏力。坐骨神經痛的症狀，一般而言源於神經穿出脊椎時受到壓迫：兩節脊椎之間的椎間盤突出擠壓到神經根；或是當坐骨神經離開脊椎之後受到壓迫，也會產生坐骨神經痛的症狀。有一小部分的人，他們的坐骨神經從一塊名為梨狀肌的臀部肌肉中間穿過去，而不是從它的下方經過。對他們而言，梨狀肌的長期緊繃也會壓迫到坐骨神經，造成梨狀肌症候群。坐骨神經痛和梨狀肌症候群的症狀是相同的；他們的差別取決於神經壓迫發生在哪裡。坐骨神經痛和梨狀肌症候群最常見的原因是，長期緊繃的下背和臀肌壓迫到脊椎與坐骨神經。一旦肌肉張力釋放掉、失功能的動作模式重新訓練之後，這些症狀通常都會消除。你可以造訪這個網址：https://youtu.be/PbWgBBbby0g，學習兩個可以自行操作，用來舒緩坐骨神經痛與梨狀肌症候群的練習。

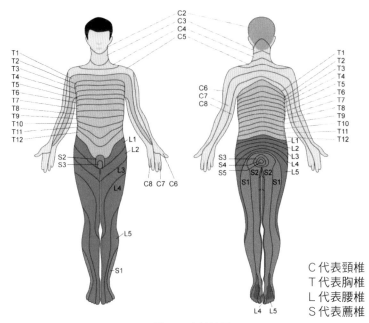

圖 20：皮節地圖
*(alila © 123rf.com)*[1]

　　若你的身體其他部位正經歷著刺痛、麻木、燒灼、抽痛或乏力，有可能是脊椎其他地方發生了神經根病變（radioculopathy，神經壓迫）。就像坐骨神經痛和梨狀肌症候群，許多神經根病變的個案是由長期肌肉張力擠壓到脊椎所造成的。如果想知道你的神經壓迫可能發生在哪裡，圖20的皮節（dermatome）地圖可能會帶給你一些靈感。皮節是由同一個脊椎神經所支配的皮膚區域，使用這張地圖時，先請你認出

---

1　圖中 C 代表頸椎、T 胸椎、L 腰椎、S 薦椎；後面的數字表示該皮節由第幾對神經所支配。例如，S2 表示該區域由薦椎第二對神經所支配。

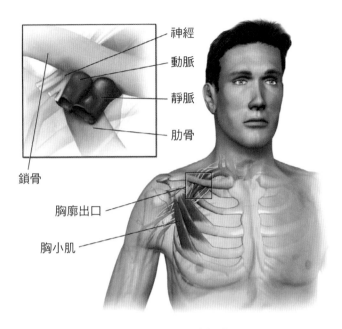

神經
動脈
靜脈
肋骨
鎖骨
胸廓出口
胸小肌

圖 21：胸廓出口症候群
*(BruceBlaus © Wikimedia Commons)*

神經感覺異常的身體區域，再到圖上找出它。圖中標示相對應的脊椎神經，很有可能就是神經壓迫的源頭。

# 胸廓出口症候群（Thoracic Outlet Syndrome）

　　若你在手臂或手掌感覺到抽痛、麻木或刺痛，可能是胸廓出口症候群的表現。負責上肢感覺、運動與循環的神經束和血管受到壓迫時，便會形成胸廓出口症候群的狀況。上肢的神經血管束稱為臂神經叢（brachial plexus），它穿越頸部的斜角肌

（scalene muscle），鑽過鎖骨下方和第一肋骨之間（這個空間又名「胸廓出口」），行經胸小肌下方，繞著肱骨走。若這神經束在路上任一點受到擠壓，你便會感覺到胸廓出口症候群的症狀。（圖21）

　　頸部、胸部、肩膀前側肌肉的長期緊繃導致壓迫，這是造成胸廓出口症候群的主要原因。這個症候群常常發生於反覆收縮這些肌肉的人，像是音樂家、電路技師、電腦工作者、運動員，如游泳和棒球選手。有些人在手臂骨折之類的受傷之後，長時間把手臂放在懸帶裡，這樣也容易發生胸廓出口症候群；受傷的部位因為缺乏使用和本能的保護，使得頸部、胸部和肩膀都變得緊繃。

　　你可以造訪這個網址：https://youtu.be/ UxfDJiwdagg，學習兩個可以舒緩肩膀與胸部長期緊繃，並有助於減輕胸廓出口症候群的練習。

## 髂腰肌症候群（Iliopsoas Syndrome）

　　腰肌（psoas muscle）的正式名稱是腰大肌（psoas major），它附著於腰椎與大腿骨的小轉子（lesser trochanter）之間。人們常把腰肌與髂肌（iliacus muscle）歸為同一組，將它們合稱為髂腰肌（圖22）。由於髂腰肌位於身體深處的核心，因此很難以內在感知或用手去感覺到它。

髂腰肌負責執行以下幾個重要的動作：

- 屈曲髖部，意思是當它收縮時，會把膝蓋帶往腹部。如果你長時間坐著，髂腰肌長期處於縮短狀態，它很可能會變得緊繃。
- 使大腿外轉，讓你可以像芭蕾舞者一樣腳尖朝外站著。舞者們的髂腰肌往往有一定程度的緊繃。
- 髖部內收，將腿部帶往身體中軸。若你讓兩邊膝蓋向中

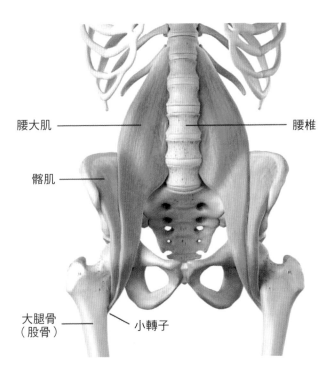

腰大肌 ———————— 腰椎

髂肌 ————

大腿骨 ————
（股骨）—— 小轉子

圖 22：髂腰肌
*(改編自 Sebastian Kaulitzki © 123rf.com)*

間擠壓，這個動作就是在使用內收肌群。

- 由於髂腰肌連接到腰椎，它也能促成骨盆的側傾（一次將一邊的髖部抬起），以及脊椎的側向屈曲（將脊椎彎向一側）。

「髂腰肌症候群」是一種簡便的稱呼方式，適用於長期髂腰肌緊繃所造成的諸多症狀：下背、髖、臀部、骨盆或腹股溝疼痛，髖關節彈響、傳到腿部的輻射痛，或是跛行。緊繃的髂腰肌也可能會促成功能性的長短腳、原發性的脊椎側彎、身體核心不穩定，以及下背的靈活度受限。

髂腰肌長期緊繃最常造成的狀況是下背痛。當你站著但髂腰肌卻是緊繃的時候，這樣的收縮會把下背拉得過度前凸，或是造成超過正常程度的拱背。這會壓迫腰椎，並使所有的下背肌肉形成縮短的狀態。結果將導致肌肉緊繃與疼痛、椎間盤的問題、坐骨神經痛，也容易造成下背肌肉痙攣。

我們可以這麼說，大部分的人，不論是上班族或專業運動員，都有某種程度的髂腰肌長期緊繃。除了過度使用與活動不足以外，有人認為軀體與情緒的創傷也和髂腰肌張力相關聯。由於髂腰肌位於身體核心深處，當我們感覺到壓力或恐懼時，它會本能地開始緊繃，這是我們在第九章中提及的縮回反應的一部分。對某些人來說，學習放掉髂腰肌的張力是一個情緒高張的過程。如果你在操作下方的髂腰肌練習時感受到強烈的情

緒，這是很正常的，因為你的神經系統正在釋放與情緒、壓力經驗和基礎生存本能相連結的舊模式。

你可以參照這個連結，學習釋放長期髂腰肌緊繃的練習：https://youtu.be/1E2w9b4qLTA

# 功能性長短腳

在一般人裡，至少70%的人有長短腳，這意指雙腿的長短是不均等的。有些個案是源於解剖構造，意思是雙腿骨頭的長度測量起來是有差異的，或是髖、膝或踝關節的結構兩側不同。其他個案則是功能性的，意味著髖部或腿部的肌肉、肌腱或韌帶不平衡，使得一條腿好像比另一條長。

不論是解剖性或是功能性，不均等的腿長都會對身體結構造成相當程度的失衡壓力。與長短腿相關的狀況包括：下背痛、腰椎側彎、髖與膝關節疼痛、關節炎、髂脛束緊繃、髕骨肌腱炎、跟腱炎、應力性骨折，以及膝與踝的排列異常。

功能性長短腳並非總會疼痛，但確實會造成困擾，而且常常被誤判為結構性的問題。實際上大多數是因為肌肉變成長期而不自主地收縮。腰部與下背緊繃的肌肉會讓骨盆側向傾斜，使它一高一低。緊繃的臀肌和髖部旋轉肌也會促使一條腿顯得比另一條來得長。

長短腳最常見的治療，是在比較短的那條腿的鞋子裡放個

鞋墊，理論上這可以平衡雙腿長度，舒緩關節、骨骼和軟組織不均等的壓力。但是以功能性長短腳而言，鞋墊無法處理問題的根源，甚至會使肌肉的不平衡變得更顯著，而讓症狀變得更糟糕。

你可以參照這個連結，練習釋放那些造成功能性長短腳的長期肌肉緊繃：https://youtu. be/3vVZLs1sPH8

# 足底筋膜炎（Plantar Fasciitis）

足底筋膜是一層厚厚的結締組織，沿著足底，從跟骨連接到蹠骨。當足部承重時，它可以承擔張力以支持足弓。

當足底筋膜負擔過大時，便有可能產生發炎或退化，原因可能是反覆動作、肌肉緊繃而形成的持續勞損，或是體重過重。

足底筋膜炎最常見於跑者與過重的人。但由於這些族群也不是所有人都經歷過足底筋膜疼痛，可見過度使用只是原因之一。其他主要貢獻的因素是腿後側和足底的長期緊繃，這是習慣性姿勢和動作模式所造成的。不適當的鞋子也可能是個禍源，我們將在第十五章討論。

你可以參照這個連結，學習舒緩足底筋膜炎的練習：https://youtu.be/PMyq9_kf8lQ

# 腕隧道症候群（Carpal Tunnel Syndrome）

支配前臂與手部的正中神經，從手腕的腕骨與橫腕韌帶之間穿過（圖23）。當這條神經受到壓迫時，會形成腕隧道症候群，其特色是手部或腕部出現抽痛、燒灼感、刺痛、麻木和乏力。

典型的腕隧道症候群發生於反覆以手部操作任務的人，像是電腦工作者、按摩治療師，以及組裝線作業員。

與其他離身體中軸較近的關節相比，手腕這類四肢關節原始的設計是負擔較低的工作量。以伸手向前的這個動作來說，

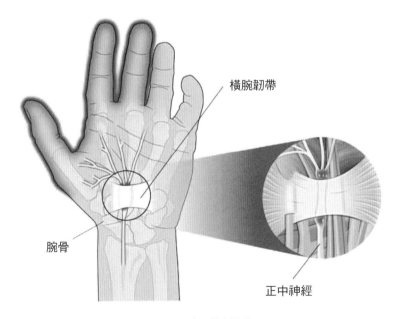

横腕韌帶

腕骨

正中神經

圖 23：腕隧道症候群

*(改編自 Alessandro Innamorati © 123rf.com)*

大多數的活動範圍應當來自脊椎的前彎或旋轉，其次是肩胛的滑動帶來更多的動作，最後還有需要時，才是手臂和手部關節協同完成任務。有腕隧道症候群的人，除了腕部和手部以外，往往在軀幹和肩膀也有長期的張力，並且發展出身體核心使用過低，而腕關節過度使用的動作模式。他們對手腕的動作需求超過了關節的負荷，因而造成刺激、發炎與疼痛。

你可以參照這個連結，學習舒緩腕隧道症候  群的練習：https://youtu.be/grnm97jiqDE

# 顳顎關節疾患
## （Temporomandibular Joint Disorders）

顳顎關節連接著下顎（下巴骨）與頭顱的兩側。它們可以打開和闔起下顎，讓下顎可以側向、前後滑動。

顳顎關節疾患包含許多下巴周圍的問題，最常見的原因是：那些活動下顎的肌肉發生功能異常的動作模式，以及長期的肌肉張力。許多顳顎關節疾患者也有頸部和肩膀的疼痛，還有習慣性的肌肉張力模式。

壓力是讓下顎周圍形成緊繃的重要因素。壓力使我們咬緊牙關，甚至在睡覺時磨牙。學習讓下巴保持放鬆、辨識出誘發下顎緊繃模式的壓力來源，這些方法往往能讓顳顎關節的問題迅速解決。

你可以參照這個連結，學習緩解顳顎關節疾患的簡單自我練習：https://youtu.be/ZqVRUviwW1g

# 頭痛

　　超過4,500萬名美國人受長期頭痛所苦。頭痛是最折磨人的疼痛狀況之一，它的成因眾說紛紜，彷彿完全摸不透。事實上，依據頭痛疾病美國國家分類（International Classification of Headache Disorders）所建立的架構，已認定了超過150種的診斷類型。與頭痛相關的醫療費用與病假損失綜合，每年估計約為五百億美元。

　　腦組織本身是沒有傷害覺受器的，因此頭痛的感覺是來自腦部外圍的區域：頭部與頸部肌肉、血管、眼睛、耳朵、鼻竇，還有包覆在顱骨外表的薄膜。根據美國國家頭痛基金會（National Headache Foundation）的調查，78%的頭痛屬於張力性頭痛（tension headache）。習慣性的肌肉收縮、壓力、焦慮或受傷，都可能會帶來張力性頭痛。這種頭痛典型的感覺是悶痛，好像有個帶子緊緊綁住頭部一樣。

　　第二普遍的頭痛類型是偏頭痛，它會造成嚴重的疼痛，且常伴隨發生視覺改變與反胃。偏頭痛是可以遺傳的；大約一半的偏頭痛患者身上存有目前已知與偏頭痛相關的兩個基因。人

們相信當三叉神經（trigeminal nerve，顱神經中最大的一條）釋出刺激性化學物質，造成腦部表面的血管腫脹，便會引發偏頭痛。它的疼痛常常發生在眼部與太陽穴。會誘發偏頭痛的可控因素包括：睡眠不足、某些特定食物、漏餐、壓力、咖啡因戒斷、酒精和藥物。

排在張力性與偏頭痛之後的頭痛成因，是一個看似無止盡的清單：鼻竇壓力、病毒感染、壓力、經前症狀、中風、高血壓、脫水、咖啡因戒斷、酒精攝取、過敏、乳糜瀉、重金屬中毒、一氧化碳中毒，以及其他的腦部狀況，像是感染、腫瘤、血管瘤。此外，當人們每週服用止痛藥超過三次時，藥物過度使用或「反彈」頭痛也可能會發生。是的，你沒看錯，原本用來舒緩頭痛的藥物反而會變為頭痛的成因。若你正為頭痛所苦，可以開始記錄一份頭痛日誌，這將會對你和你的醫師創造極大的幫助。用數週的時間，寫下你所有的飲食、睡眠模式、運動習慣和壓力來源。

記下頭痛經驗的所有細節：它們何時出現、持續多久、感覺到什麼。留意泡熱水澡、度假這類的放鬆活動是否會降低症狀。如果是的話，壓力與肌肉張力很有可能是促成頭痛的因素。

為了探索哪個／哪些因素會造成頭痛，你可能需要經歷一個嘗試與排除的過程。雖然這樣會花上一些時間，但這是值得的。儘管頭痛很普遍，但不代表你必須與它們共存。

你可以參照這個連結中的練習，學習釋放肩膀、胸口、頸

部與臉部的肌肉張力，進而舒緩張力性頭痛：
https://youtu.be/IOhSXiraaF8

## 當功能改變了結構

身體的承受能力是有限的。當破壞性的動作模式持續了很長一段時間，結構會開始崩潰。持續的壓迫、活動受限、不自然的動作模式，都可能造成軟組織裂傷、椎間盤變薄甚至破裂、關節軟骨磨損，以及使其他原本健康的骨頭形成應力性骨折。我們使用身體的方式——也就是功能性的問題——最常造成下列的結構受損。

## 肌腱退化（Tendinosis）

肌腱是一種具有重要功能的結締組織，它讓肌肉附著在骨頭上。它們由緻密包裹、平行排列的膠原纖維所組成，還有少量的彈性蛋白（elastin）幫助肌腱在收縮或延長後回復正常長度。當肌腱受傷時會產生發炎，並引起疼痛。這個狀況稱為肌腱炎（tendinitis），英文字尾「-itis」代表急性的突發狀況。然而，大多數的肌腱疼痛實際上是源於退化，而非急性發炎。意思是大部分的肌腱疼痛是肌腱退化，其英文字尾的「-osis」指的就是慢性的狀況。

慢性肌腱退化並不是發炎，肌腱的顏色會從健康的亮白色轉為暗灰或棕色。原本堅韌的膠原纖維變得軟化、形成微小的裂傷，並且開始失去承受張力的能力。

那麼如果肌腱退化並沒有讓人疼痛的發炎物質，又為何會痛呢？研究顯示退化的肌腱裡含有高濃度的麩胺酸，這種胺基酸很可能是產生疼痛的原因之一。功能不良的動作模式與關節整體的過度使用，是肌腱退化的主因。肌腱負擔過大，或是被迫用不是原本設計的方式來動作，這些都會漸漸破壞和弱化其膠原纖維。

不論是發炎還是退化造成的肌腱疼痛，都可能讓人深感挫折，因為肌腱需要很長的修復時間。肌腱的血液供應是有限的，因此癒合和重建過程比肌肉或皮膚更長。

當你試著療癒疼痛的肌腱時，應該要考慮暫時停下那些會造成疼痛的活動，好讓關節有休息的機會。你也需要處理那些對關節造成過多張力的全身性動作模式。藉由重新訓練動作模式，以及逐步提升活動程度，你應能恢復無痛的正常活動。同時，透過學習新的動作模式，你將不會再對肌腱施加不自然的張力，如此便能夠預防未來的損傷。

## 滑囊炎（Bursitis）

每個關節裡都有滑囊，滑囊是個由結締組織形成的小囊

袋，裡面充滿著滑液（synovial fluid）以減少關節的摩擦。滑囊看似小水球，它們位於骨頭與肌腱之間，作為關節的緩衝，並讓肌腱得以在骨頭上輕鬆地滑動。當關節過度使用時，會促使新的滑囊會長出來，以提供額外的保護（圖24）。

當滑囊發炎時，便形成了滑囊炎，並且會引起疼痛。當我們一再重複同樣的動作時，肌腱反覆地摩擦滑囊，一會兒時間滑囊就開始受到刺激。發炎的過程會增加滑囊裡面的滑液量，液體增加的壓力便會造成疼痛。疼痛的關節周圍的肌肉往往會緊繃起來以固定受傷處，限制活動範圍並壓迫關節——卻反而導致更多疼痛。滑囊炎可以發生在任何關節，但最常發生於肩膀、手肘、髖部或膝蓋。

滑囊炎與肌腱退化很像，常常源自於過度使用。暫時放下那些造成疼痛與傷害的活動，好讓關節有個喘息的空間。你也

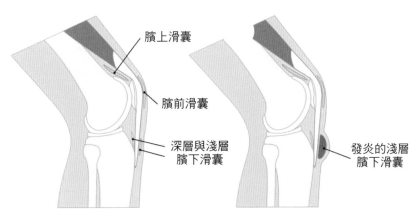

圖 24：左：健康的膝蓋；右：滑囊炎的膝蓋
*(Aksana Kulchytskaya © 123rf.com)*

需要重新訓練全身性的動作模式，換掉那些對關節造成過多壓力與張力的舊習慣。

## 粘連性關節囊炎（冰凍肩，adhesive capsulitis/frozen shoulder）

每個關節都有關節囊保護，關節囊是一層包著軟骨與滑液的緻密結締組織。當盂肱（肩）關節的關節囊變厚變緊，限制動作並造成疼痛時，即為粘連性關節囊炎（圖25）。

粘連性關節囊炎通常都和缺乏活動直接相關，典型而言發生於經歷手術或受傷而必須保持手臂不動的人。結締組織會適應加諸於它的活動需求：活動少，它就變緊；活動多，它就變鬆。這個應變會導致惡性循環：隨著結締組織變緊，活動變得更困難，有時還會疼痛，進一步限制活動，然後又使組織變得更緊。

你可以參照這個連結，學習舒緩冰凍肩的練習：https://youtu.be/SYjAR9TdbsM

## 椎間盤退化

功能不良的動作習慣，最常造成的就是脊椎的問題。脊椎是工程界的神作，由二十四塊以關節彼此相連的脊椎骨，加上

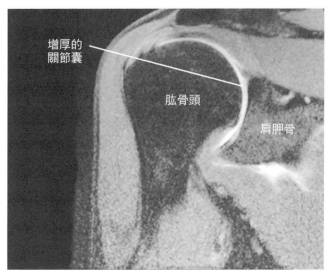

圖 25：冰凍肩
*(RSatUSZ © Wikimedia Commons)*

融合成一塊的薦椎和尾椎所組成。它讓我們可以前彎後仰、側向彎曲、左右扭轉。脊柱保護著脊髓，讓我們在奔跑、跳躍和抬起重物時能夠承受相當大的重量，還能夠吸收震動。椎間盤位於相鄰的脊椎骨之間，它擁有驚人的強度與韌性。每個椎間盤的組成都是由稱為纖維環（annulus fibrosus）的堅韌外層膠原纖維，包圍著稱為髓核（nucleus pulposus）的柔軟核心膠狀物質。這兩個構造通力合作，將壓力散布到整個椎間盤；為脊椎骨之間提供基礎的緩衝，並且讓脊椎能夠彎曲、旋轉、負重與吸震。

當我們在背部、頸部與軀幹累積習慣性的肌肉張力時，會對脊椎造成額外的壓力，而椎間盤就會承擔苦果。椎間盤受到

的擠壓愈多，纖維環的纖維就會變得愈鬆弛、愈虛弱。若壓力持續，椎間盤就會開始膨起、突出到原本的邊界之外。有時候它會壓迫到神經根或脊髓，因而造成疼痛或其他神經症狀。如果膨起沒有壓到神經組織，你可能不會有任何感覺。倘若椎間盤因為持續壓迫或壓力突增而承受太多張力，它會破裂、疝脫，使髓核的內容物滲漏出來。儘管這聽起來像是個永久性的損傷，但其實只要我們給椎間盤機會，它是能夠自癒的。發炎反應會自動介入來修補椎間盤，同時如果脊椎的壓迫減低、肌肉模式改善的話，破掉的椎間盤會癒合，並恢復正常的大小與功能。

你可以參照這個連結，學習釋放下背肌張力、舒緩腰椎壓力的簡易練習：https://youtu.be/eK7J_LoMJdE

## 骨關節炎

持續的壓迫與失衡的動作模式，也會影響全身關節的軟骨。軟骨是一種結締組織，為相鄰的骨頭之間提供隔墊與保護。大部分的軟骨本身沒有血管，因此它仰賴關節活動的幫浦作用，讓血液中的養分能夠以擴散的方式進到關節液裡。壓迫太多或太少都會給軟骨帶來麻煩；它需要適量的活動來保持健康，包括規律的負重與卸載。

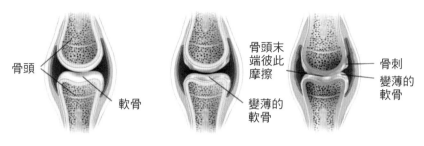

圖26：左：健康的關節；中與右：骨關節炎
*(guniita © 123rf.com)*

　　在我們的一生裡，軟骨持續地生長、維護與自我重建。然而這個過程相當緩慢，因為軟骨獲得養分的方式是間接的。如果我們對軟骨的破壞超越了它修復的速度，軟骨細胞就會完全損壞。製造新軟骨的細胞稱為軟骨細胞（chondrocyte），它無法跨區遷徙，因此，一旦某個軟骨區域完全磨損，它就無法再生了。

　　骨關節炎的疼痛是因為失去了健康的軟骨（圖26）。少了骨頭之間的重要隔墊，關節就會變得僵硬疼痛。圍繞在關節周圍的肌肉反射性地變得緊繃以限制關節的活動範圍，卻反而使狀況變得更糟。缺乏軟骨保護的骨頭彼此摩擦，會磨損、變形、形成骨贅增生（或稱骨刺）。骨關節炎的發生最常起源於我們使用身體的方式，因此大多數的狀況下它是可以避免的。

# 急性受傷

有時我們確實無法避免身體受傷。意外傷害難以預料，就像突然拉傷肌肉、扭到腳踝，或是肩膀脫臼等。一條鎖鏈會在最脆弱的地方斷裂，身體也一樣，那些已經因為長期功能不良而缺乏抵抗力的部位，最有可能在承受急性壓力時受傷。骨頭上反覆的張力可以造成髮絲般的骨裂；如果破壞性的動作依然持續，骨頭上突增的壓力便足以使它整個斷掉。

當肌肉、肌腱被拉長超過極限，它們的纖維也會裂開，造成所謂的拉傷。一個不預期的強大力量可以造成身體任何部位的拉傷，而那些原本就因為習慣性動作模式而緊繃的肌肉和肌腱，特別容易發生拉傷。

把骨頭和其他骨頭連結在一起的帶狀結締組織 —— 韌帶 —— 也會裂傷。肌腱與韌帶都是由膠原纖維構成，但韌帶的結構更為緻密。因此，它們的延展與回彈力不如肌腱，也更容易裂傷。韌帶的受傷稱為扭傷，它們一般來說比肌腱拉傷更為嚴重。與肌腱相似的是，韌帶的血流供應也相當有限，所以需要很長的時間來修復。

肌腱的構造讓它們可以在痊癒之後恢復原本的長度和強度，而韌帶受傷之後則會變得鬆弛，使得關節變得不穩定，增加了脫臼與軟骨損傷的風險。有一些急性傷害特別容易造成長期疼痛，甩鞭傷害便是其中之一，典型的甩鞭發生於交通意外

中，頭部在衝擊時前後甩動。突發的極端範圍動作會對頸椎、椎間盤、小面關節、顳顎關節和脊髓造成拉傷、扭傷等的嚴重傷害。

　　儘管結構性損傷本身可能看似嚴重，但甩鞭之所以造成長期疼痛，最常見的原因其實是肌肉痙攣。在撞擊的當下，頸部肌肉自動地收縮以穩定頭部。受傷之後，頸部——往往也包括肩膀和背部——的肌肉會持續收縮以固定受傷處。這樣的長期收縮不只導致肌肉疼痛，還會壓迫到受傷的結構，潛在的影響是造成神經疼痛、限制血流，阻礙了受傷椎間盤和結締組織的療癒歷程。

## 處理疼痛的成因

　　如果你正經歷本章提及的任一狀況，很可能你已經找過醫師、領了藥物或物理治療處方籤，可能也找過了按摩或整脊治療師。多數時候這些方法不會有多少持久的效果，因為它們沒有處理到疼痛的根本成因——受損的動作模式，這只能透過主動重新學習的過程來改變。

　　下一章，我們將會探討如何改變日常生活中可能導致或促成疼痛的習慣。

# 第十五章
# 如何讓自己脫離疼痛

我曾看過有些學生很勤奮地練習臨床身心方法，卻因為有害的習慣仍然存在，而延長了疼痛的歷程。持續的疼痛，有時是源於他們的常規鍛鍊、壓力程度、態度，或甚至是不起眼的事物，比如鞋子或桌子等。若你每天用20分鐘進行臨床身心練習以放鬆疼痛緊縮的肩頸肌肉，卻花八小時以一種會持續使同一群肌肉收縮的姿勢坐在桌子前，如此一來一往，將使改變模式與脫離疼痛的過程變得很漫長。

這一章包含一份清單，羅列了日常生活中有助於減低或預防疼痛的事項。你可以一一考量，並且一次執行一件。當你看到改變的結果，並使其成為習慣之後，再開始嘗試另一個改變。不要想著一次處理所有的習慣，那會讓你焦頭爛額。神經系統的重新訓練和長期疼痛的療癒都需要時間，因此，當你學習使用身體的新方式時，請給自己多一點耐心。

## 讓動作輕鬆而自然

當我們身處疼痛時，會傾向於調動正常的動作模式。這可

能意味著：把較多的重量放到身體不痛的那一側，或是在動作時抓緊身體的某些部分。

這些代償模式很快地成為習得的習慣，往往導致更多的疼痛問題。舉例來說，右膝疼痛的人容易會把重量放在左側，假以時日，這個習慣將造成左側髖、膝與踝的困擾。

當你身處疼痛時，盡可能還是嘗試自然地動作。雖然「說」比「做」容易，但我非常鼓勵你去嘗試。意思是保持身體重量均勻分布於雙腿，盡可能地放鬆全身，好讓關節自由地活動。試著不要讓身體的任一部分緊抓不放，每隔一段時間就和自己核對一下，確認自己對於站立、動作的方式是保有覺知的。

請嘗試以下的練習：

- 站起來。從頭頸開始，一點一點向下放鬆身體所有肌肉。讓雙臂軟軟地垂掛身體兩側。你可能會感覺到一點晃動或不穩，那也沒有關係。
- 接著，保持完全放鬆，開始非常慢地行走。讓頭面向前方，肩頸完全放鬆，雙臂軟軟地掛在身體兩側。放掉所有脊椎的張力，讓整個身體都感覺到鬆鬆的。
- 感覺一下，這和你平常的走路是如何地不同？
- 如果有發現不同，你現在是否知道平常走路時，是如何易於在身體裡累積不必要的張力？
- 若你漸漸加快腳步，仍能保持這種完全放鬆的感覺嗎？

提醒自己放鬆、動作自然，不只有助於避免代償模式形成，還能幫忙讓肌肉疼痛更快消退。舉例來說，當我們遭遇肌肉痙攣時，容易本能地讓痙攣處與周圍的肌肉變得更緊繃，以便固定傷處，同時避免那些可能會加重疼痛的動作。然而，一般來說，不讓痙攣的肌肉活動，只會讓它變得更緊。若你發生痙攣，想像自己並非身處疼痛之下，讓自己緩慢、溫和、自然地動作，透過這樣的動作，讓肌肉得以溫和地收縮和放鬆，你也將逐漸恢復自主控制。

## 永不停歇 Keep Moving

我們知道規律運動有數不完的益處。它提升心血管適能、肌肉力量、骨質密度、腦部功能和心智健康，還會降低癌症與心臟疾病的風險。大量研究顯示，規律運動能降低長期疼痛的發生率，原因如下：規律的活動維持肌肉與結締組織的彈性。運動會促進循環，加速修復的過程，增加關節周圍的血流循環，讓它們保持健康。運動也會提升本體覺察、改善姿勢，創造機會讓你專注於身體力學。若你整天坐著工作而不活動，很可能幾乎不會有時間注意到自己站立、動作的方式。即使你做的是體力活，當你專注於工作任務時，也很難想到如何改善身體力學。運動讓你有機會脫離習慣性的姿勢與動作模式，因為運動時可以全然地專注於自己運用身體的方式。

再者，運動不只會刺激身體釋放腦內啡，還會增加自信。運動讓你處於正向的心智狀態，藉此減低壓力、焦慮和負向思考模式，進而降低疼痛帶來的不愉快。

　　不過，有個微妙的地方：萬一運動讓疼痛惡化呢？或者，如果你選擇的運動似乎就是造成疼痛或傷害的根源呢？若你發現自己身在這樣的處境裡，那麼就從溫和緩慢的動作開始。嘗試從事不同種類的運動，讓自己比較不會用那些造成疼痛的慣性方式來使用身體。去散步、練習太極或游泳，這些都是很好的低衝擊選擇。別擔心錯過平常的高衝擊訓練，最重要的是找出方法，在不會讓自己受傷或增加疼痛的前提之下保持活動。交叉訓練或規律地練習多種運動，這是保持常規運動的最佳方式，同時還能降低疼痛與過度耗用的風險。你應該在每週鍛鍊的排程裡整合有氧和肌力或阻力訓練。我也建議讀者們練習多種形式的運動，好讓肌肉熟悉不同的運用方式。舉例來說，若你熱愛舉重，每週可以加入幾次短短的瑜伽常規練習，讓肌肉延長，並提升平衡能力。

　　若你是個很拚的長距離跑者，可以嘗試搭配游泳來維持心肺體能，同時釋放下肢的負荷，也讓全身肌肉進行溫和的阻力訓練。

# 更聰明地活動，而不是更費力

我們當中許多人因為習慣性的肌肉張力與壓力，花費了超過所需的力量，來進行單純的日常活動。我們在開車前往工作的途中緊緊地抓握著方向盤，在電腦前工作時整個上半身都維持緊繃，所有這些不必要的張力，都會讓我們覺得更痛，甚至於當我們運動時也會過度使用肌肉。許多運動員在活動時全身緊抓著過多的張力。這不只容易導致受傷，以能量運用的角度來說，也很沒有效率：長期緊繃的肌肉持續不必要地燃燒能源。

許多人渴望肌肉充滿張力，希望肌肉看起來緊實，讓我們顯得體格好，身體就不會鬆鬆垮垮。然而重要的是要知道，肌肉張力並不直接決定強度，也不是力量的佐證。重量訓練讓肌肉變大，因為肌肉纖維的大小和數量會增加，但是變強壯不代表我們得要保留著多餘的肌肉張力。

累積多餘的肌肉張力好讓肌肉看起來緊實的策略，實際上會減低我們完整運用活動範圍的能力。如果肌肉隨時保持著30%的收縮，你可能在活動範圍的前70%是有力量的，但是後30%的活動範圍內會很難運用肌肉——掌握這段活動範圍，將使你得以完全放鬆肌肉、伸展關節。

超過某個臨界點之後，舉更大的重量並不會讓你更健康。事實上，勉強自己舉起過大的重量，將會讓你採取不良的身體力學、產生勞損、增加受傷風險，而且還會讓你難以運用完整

的肌肉活動度。當你試圖強化肌力時，應從較輕的重量開始，並專注於身體力學。緩慢地收縮、放鬆肌肉，讓動作完整地經過全部的活動範圍。隨著你漸漸強壯，便可逐步增加重量；並確保自己仍然能夠維持適當的身體力學。

每次鍛鍊時，用一些時間以低重量來暖身，專注於正確地運用身體，讓動作經過完整的活動範圍。你的身體就像橡皮筋——在到達極限之前，只要溫和、緩慢地動作，它可以延伸很多而不會斷掉。照著這個方式，你會獲得更完整的肌肉控制，降低受傷風險，最終，你的表現將會比原本更好。

你不妨嘗試這個實驗：以最低可能的肌力負荷來執行這一天之中的每個動作。盡可能地保持放鬆，不論是在刷牙、開車、走路、執行工作或家務。你將會不得不採用最佳的身體力學來取代肌肉力量以便完成這些動作。你的靜止肌肉張力程度將會降低，而且整體而言會感覺更輕鬆。這個簡單的實驗所帶來的衝擊可能會讓你大吃一驚。

## 別執著於你的疼痛

當你身處疼痛時，很難思考其他的事情。疼痛是如此地不舒服又隱含危險，以至於當我們感覺到它時，直覺的本能就是找方法讓它停下來。然而，死盯著疼痛往往導致壓力與焦慮、提高肌張力程度、誘發反射性的姿勢模式，並惡化疼痛感受。

儘管非常困難，我仍鼓勵你深呼吸、放鬆，盡可能地別去在意疼痛——移開你的注意力，就算只是一下下也很好。

　　執著於疼痛往往會導致下意識的行為習慣，像是拉扯或按摩緊繃的肌肉，只為了獲得暫時的舒緩。這些習慣對於改變神經系統的功能沒有任何助益，因此它們無法幫你脫離疼痛。它們反而會強化心智對於疼痛的關注、增加神經系統的敏感度、活化牽張反射而讓肌肉變得更緊，這些變化實際上會讓疼痛變得更糟糕。對於那些習慣性下意識伸展或按摩緊繃肌肉的學生，我的建議很單純：「別再亂搞了。」每一次當這樣的下意識衝動出現時，停一下、深呼吸、放鬆。更好的是，你可以用臨床身心練習來取代舊的習慣，這樣將會真正釋放你的張力，並重新訓練神經系統，也不至於過度拉伸緊繃的肌肉，或是擴大疼痛的範圍。

## 提升本體感覺

　　本體感覺讓你能夠感知到身體在空間中所處的位置，如果這個感覺是關閉的，你可能會誤以為自己直直地站著或坐著，而實際上卻並不如此。你可以透過一些簡單的練習，開始提升本體感覺。

# 站姿練習

自然地站著，雙手垂掛於身體兩側，放鬆就好——不需要努力以完美的姿勢站立。穿著合身的衣物，不用穿鞋。請一個人為你從前後左右各拍幾張照片。在你看照片之前，先站在原地閉上眼睛，請這位朋友問你以下的問題：

- 你感覺身體重量比較多放在腳球還是腳跟？
- 你感覺身體重量放在某一腳比較多嗎？
- 你覺得膝蓋是向後頂、鎖住的，還是筆直或微彎的呢？
- 兩邊的膝蓋是否感覺不同呢？
- 你覺得自己是拱背凸肚，還是腹部縮短、骨盆後捲呢？
- 你是否覺得有一側的髖部比較高呢？
- 你覺得肩膀是蜷縮向前？處於中立位？還是往後拉以至於胸口突出呢？
- 你是否覺得有一側的肩膀比較高呢？
- 你覺得頭部是正正地坐落在脊椎頂端呢？還是被往後拉？或是向前突出呢？
- 想像一下有一條線在身體側面經過這五個點：腳踝、膝蓋、髖部、肩膀和耳朵。你覺得它是一條直線嗎？還是說感覺起來身體的某些部分位於身體的前面或後面呢？

當你回答完這些問題之後，便可以張開眼睛看看照片。你將會發現照片中所見的是否符合你感覺到的。你也可以問問你的朋友看到什麼，因為朋友對這張照片的解讀會比你更客觀。

## 坐姿練習

坐在表面平整的座位上，可以是凳子或椅子，往前移動讓自己不會靠在椅背上。讓大腿平行地板或是傾斜向下，讓膝蓋低於髖部。確保足踝位於膝蓋的正下方或前方。

閉上眼睛，非常緩慢、溫和地讓骨盆向前捲動、向後滾動，直到你找到一個中間的位置，坐在這個位置上你能感覺到軀幹頂天立地。請你的朋友幫你在這個位置照張相。接著看看照片，核對一下你所感覺到的是否符合照片裡看到的。

## 設定一個放鬆的鬧鐘

在手機或手錶裡面設個鬧鐘，一整天每10分鐘響一次。盡可能挑一個最讓你開心、最不擾人的鬧鈴聲。每次鬧鐘響時，花一點時間閉上眼睛，深吸氣到腹部，吐氣時放掉所有下意識保持著的肌肉張力。留意看看自己傾向於把張力維持在身體的哪裡。每一次鬧鐘響完，看看自己回到一般活動之後，放鬆的狀態可以維持多長的時間。

你可能會發現到自己下意識裡累積了多少張力，這樣的發現可能會讓你吃驚，但你或許也會發現，原來自己可以這麼快速地訓練自己保持放鬆，從而不再維持著不必要的肌肉張力與壓力。

## 換個邊

之前我們已談過慣用手對習慣性動作模式的影響，以及，以不同的方式運用身體的兩側如何導致疼痛與結構破壞。探索身體兩側使用方法的差異，將能幫助你對於習得的模式有更多的覺察，並且讓你得以改變它們。為了開啟這個過程，不妨嘗試下列的活動。以你通常使用的那一側，一次進行一個動作，接著再用另一側做同樣的活動。

- 刷牙
- 梳頭
- 將重量倚在一側
- 單腳站
- 將包包背在肩上
- 用滑鼠
- 丟球
- 踢球

• 前彎撿個輕輕的小東西

　　一開始，你可能會覺得自己彷彿無法用非慣用側的身體來進行這些簡單的任務。當這樣的感覺出現時，放慢速度並分析動作，就當作是你正在以慣用手或慣用側來做這件事一樣。為了以慣用手來執行任務，你是如何動作的、做出什麼樣的姿勢調節、哪些肌肉參與其中？

　　當你掌握了與這個動作有關的身體力學的感覺之後，再嘗試用非慣用側來做這件事。反覆地從一側換到另一側，直到非慣用側的動作開始覺得自然。這個過程會增加非慣用側的覺察與控制，也會訓練你以更平衡的方式運用身體。

## 提升日常生活的人體工學

　　人體工學指的是，讓人們可以有效率而安全地運用事物的設計與配置，通常是探討工作的環境；但若你想避免受傷和疼痛，良好的人體工學不應僅限於工作，而是所有情境都很重要。我們對實體環境、設備和家具的適應，對於形成功能不良的肌肉模式影響重大。良好的人體工學幫助我們重新安排環境，讓它更適合我們的身體，而不是我們重新調整身體去配合環境。

　　當你進行以下活動時，請將家裡和其他空間的人體工學納

入考量。

## 駕駛

調整座位，讓椅背和頭枕可以發揮支撐。你應該要能夠保持頂天立地的坐姿，肩膀放鬆而非向前蜷縮。當你駕駛時，試著雙臂平均運用來控制方向盤。每隔幾分鐘和自己核對一下，讓自己可以調整姿勢、放掉任何不必要的肌張力。

## 使用手機

如果你講電話的時間很長，應使用頭戴耳機，或是使用擴音。讓手機貼著耳朵會使手臂呈現彎曲的姿勢，還會讓頭部傾倒向一側。對於花大量時間講電話的人來說，頸部疼痛是個常見的困擾。若你長時間使用手機打字或上網，請注意自己的姿勢：你的頭部是否向前傾倒？手臂彎曲？肩部向前蜷縮？胸口收縮？如果是的話：

- 常常讓自己暫歇片刻，使你的肌肉得以放鬆。
- 減少使用手機。若不得已工作需要，改用桌上型電腦，讓自己可以坐直。若你使用手機是為了娛樂，可以把它置於支架上，這樣你就不用一直握著它，也可以從事其

他的娛樂活動。

# 使用電腦工作

不論你是在家裡或公司使用電腦，請都要花時間安排理想的配置。

- 電腦螢幕應當位於眼睛的高度，而非低於眼睛，這樣你在工作時才能看著前方，而非看向下方。
- 螢幕應位於椅子正前方，這樣當你工作時才不用扭轉身體或轉向一側。
- 螢幕和你的距離要適當，讓眼睛不需過度用力，也不用為了看清楚正在處理的內容而傾身向前。請記得，你可以放大文件和網頁，而不要向前伸長脖子。
- 打字時手腕應保持中性、放鬆的位置。鍵盤應和手肘同高，或比手肘稍微高一點點。
- 椅背應有足夠的高度，讓你感覺到完整的支撐，可以輕鬆地坐直。
- 椅面應為水平而非傾斜向後。
- 你應讓雙腳可以在桌子下方伸直，避免腿後肌持續收縮。
- 當你使用電腦工作時，應讓自己處於放鬆、中性的位置。一整天中每隔一段時間就和自己核對一下，提醒自己回

到放鬆、中性的感覺。

- 如果坐著工作對你來說並不舒服，也可以考慮使用站立桌，或是高度可調的升降桌。你可以考慮一天當中交替著用坐姿和站姿工作，避免因為一整天保持相同的姿勢而形成有害的姿勢習慣。

## 坐在沙發上

家裡的環境最需考慮人體工學的地方，就是你花最多時間待著的區域。舉例來說，我們之中很多人每天花最多時間的就是放鬆地窩在沙發，要嘛看電視，不然就是閱讀或使用電子產品。留意你在沙發上坐或躺的姿勢。你習慣用某一側側躺多過於另外一側嗎？如果是這樣的話，試試看換另一側躺，或是找個你可以放鬆又感到舒適的中性姿勢。

看電視的時候，確保你是直直地向前看著螢幕，而非轉頭去看。也要考量沙發本身：椅背愈高，愈容易讓你坐直而不會造成頸部負擔。你也可以將枕頭放在頸部與背部，來打造理想的支持環境。

## 睡覺的姿勢

除了工作場所以外，另一個你可能會花最多時間待著的地

方就是床鋪，因此你也應當關注理想的床墊、枕頭和睡覺姿勢。支撐不足或以不自然的姿勢睡覺，都有可能造成或加重肌肉緊繃和疼痛。

最主要要考量的事情，是睡覺時脊椎的排列。每天晚上，你會在這個位置花六到八小時，想像一下用同樣的姿勢站一整天，便能明白它的重要性。睡覺時應讓脊椎從尾骨到頭頂一路排好。

若你是仰睡的，應選用非常薄的枕頭，或完全不用枕頭。用厚枕頭仰躺相當於站姿下整天把頭部往前伸。若你會背痛，仰睡時可考慮墊個枕頭在膝蓋下方；這會放掉下背的壓力，讓脊椎可以安放在中性的位置。

若你是側睡，用個可以讓頸部保持筆直的枕頭。成形的枕頭可為頸部和頭部提供已塑形的支撐，很適合側躺的睡姿。床墊的軟硬度對側睡者頗為重要，髖部和肩膀要能稍稍下沉，讓脊椎保持一直線，如同圖27所示。適當的床墊軟硬度取決於你的體重；體重較重的人，床墊要更硬一些，以便提供適當的支撐。

側睡的人可能會發現，在雙膝之間放個小枕頭，可以改善整體排列，並減少下背痛。若你大部分的時候習慣用某一側側躺，或甚至完全只用某一側，應該試著翻翻身，平均分配兩側側躺的時間。

若你是趴睡的，我極度鼓勵你開始改為仰睡或側睡。由於

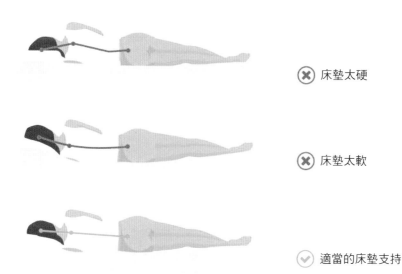

図 床墊太硬

図 床墊太軟

✓ 適當的床墊支持

圖 27：適當的側睡姿勢
*(elenabsl © 123rf.com)*

趴睡時頸部必然會轉向某一側，使得頸部和肩膀肌肉收縮，因此會造成張力和疼痛。趴睡也會對下背形成壓力，你可能需要花一段時間讓自己改變睡姿，但長期來看這是很值得的。

整體來說，仰睡是最健康的睡眠方式，這讓你的身體處於完全中性的姿勢，脊椎呈一直線，四肢伸展、肌肉放鬆，可惜許多人覺得這樣難以入睡，側躺或趴睡感覺更利於入眠，大致上因為這姿勢讓我們比較有受到保護的感覺。

如果你想訓練自己仰睡：

• 每晚剛躺上床時，讓自己仰躺一下。前幾分鐘頭部不墊

枕頭，如果不用枕頭會不舒服或疼痛，試著漸進式地降低枕頭的厚度（如果沒有薄枕頭，可以用摺疊的毛巾來代替）。逐漸增加仰躺的時間，並讓自己盡可能地放鬆。一段時間之後，你可能甚至不用嘗試就直接在仰躺時睡著囉！

- 早上起床時仰躺一下，或是當你睡到一半醒來時也可以這麼做。你待在平躺放鬆的時間愈多，身體和心理上愈能對平躺感到舒服。

- 使用重量毯。焦慮患者很適合使用重量毯，它也能幫助每個人覺得更安全、更受保護，也會讓平躺入睡變得更容易。

## 仔細挑選鞋子

人類演化的過程中是完全不穿鞋的，我們雙腳的設計是可以不需額外支撐就能負荷身體重量的。不過，如果你已經習慣了穿厚底球鞋、足弓支撐墊或是高跟鞋，你或許不會認同「不需額外支撐就能負荷身體重量」的觀點。這是因為你的足部和雙腳的靜止程度肌張力，還有姿勢與動作模式，都已經適應了鞋子。

考量到鞋子的合腳度。若它們太緊或是太局限，你可能會有拇趾外翻的疼痛，或產生足部肌肉的痙攣。若鞋子太鬆，它

會影響走路和跑步的方式，而你可能會因此產生髖、膝、踝的問題。鞋子應有剛好足夠的空間，讓雙腳真的覺得舒服，同時又足夠合腳，好讓你在走路、跑動時，雙足不至於在鞋子裡滑來滑去。

鞋底應當是有彈性的：當你用雙手分別抓住鞋頭和鞋跟時，應該要能夠將鞋子對折。有彈性的鞋底讓足部肌肉可以發揮作用，也讓你可以用最接近赤足的方式移動。

整體來說，在舒適的前提下，鞋底應該愈薄愈好。原因如下：厚底球鞋在足跟有額外的吸震墊，和赤足相比，這讓你在腳跟著地時得以承受更高的衝力。但是，後跟觸地對足部、足踝和膝蓋造成不必要的勞損與壓力，而且還會促成不良的整體身體力學，薄底的鞋子較能促進更好的整體動作模式。

雖然演化上我們適合在泥土和草地上走動奔跑，而非在水泥地上。但如果在水泥地上長距離走路或奔跑，你會發現還是穿著有一點緩衝的球鞋比較舒服。到頭來說，球鞋的緩衝能力其實不是最重要的──重點是你走路或和跑步的形式。若你是穿厚底球鞋，要確保它是有彈性的，也可以考慮去做走路和跑步的步態分析，確保自己不是後跟著地。

有些人不喜歡聽到「不要穿高跟鞋」這句話，不過這還是不得不提。任何後跟較高的鞋子都會不自然地將重量轉移到腳球，特別是在大拇趾關節。因此，高跟鞋是造成拇趾外翻疼痛的主因之一。高鞋跟還會使阿基里斯腱和足部、小腿肌肉長期

處於縮短的狀態，進而造成長期緊繃、肌肉痙攣與足底筋膜炎。

最後，我建議你每天輪著穿不同的鞋子，尤其如果你是需要久站的人。這將有助於避免不良身體力學的形成，也能防止足部和雙腿肌肉累積習慣性的張力。

花一點時間檢視鞋櫃、盤點鞋子。找出那些舒適合腳、薄底有彈性的平底鞋；這些就是你大部分時間應該穿的鞋子。請記得，自然的動作模式不應該為你穿的鞋子而改變。

## 別再讓自己看起來很強悍

我們在第十三章中有觸及這個主題，不過還有個重點：除了運動員以外，還有很多人也會因為「熬過去」的想法而傷到自己。許多人對於他們的疼痛選擇避而不談，可能他們不想因此被視為軟弱，或者可能擔心親友們聽到這些訴苦會感到厭煩。然而，忽視自己的疼痛可能會讓問題變得更糟。

請停止忽視或掩藏疼痛。正視它，並下定決心找出方法來處理它。對於聰明的強人來說，他們得要知道何時該休息，也要照顧自己的身體。記得，一生之中你只有這副身軀。別只因為擔心自己看起來不夠堅強，而在此時或未來讓自己受苦。

# 讓自我照護成為首要任務

　　讓照顧自己成為你最重要的優先順位。這對我們許多人來說都不容易：其他許多事情看似更重要或更緊急，像是把工作搞定，或是照顧自己的孩子，我們很容易就會把自己放到最後。請記得，若你先關照自己，在工作方面將會變得更有生產力，也會成為更好的父母與伴侶。不需要為了花時間關照自己而感到愧疚。

　　若你處於疼痛之中，「帶自己脫離疼痛並使自己保持不受疼痛侵擾」勢必要納入自我照護的其中一環。你應每天實行臨床身心練習，讓自己持續提升姿勢與動作品質，並使肌肉保持輕鬆。練習的成果會持續累積，就像健康的飲食和運動一樣。當你規律地實行臨床身心練習時，將會從中獲得無比的益處。

　　「身體運動」是另一個大家都應該要顧及的自我照護的面向。動起來！任何對你來說是容易實行、愉快的方式都好。規律運動能夠提升能量、降低疼痛與壓力、改善情緒與心理健康，提升睡眠品質、增加肌肉力量與耐久力，強化免疫系統，還能減少各種與生活方式相關的疾病形成的風險。

　　另一個常規自我照護不可或缺的部分，就是安排放鬆的時間。這對不同的人來說可能包括不同的活動：泡熱水澡、收看喜愛的電視節目、讀一本書、跟朋友聚會，或是安排自己一個人的安靜時間。任何能讓你感覺放鬆的活動，請定期地從事

吧。當整體的壓力程度降低後，肌肉張力與疼痛也會跟著降低，情緒與人際關係會改善、生產力會提升，隨著罹患壓力相關疾病的風險減少，壽命也跟著增加。

若你發現自己正在為沒有或不能照顧自己而找理由，我邀請你放下這些藉口。當你找了藉口，就是在阻止自己活出最快樂、最健康的生命。你是唯一能夠為自己做自我照護的人，其他沒有任何人可以代替你。對多數人來說，這代表我們必須撕掉那張藉口清單，盡我們所能地為自我照護做出承諾。

將自我照護建立在你的行程表裡面，無論如何都要照計畫執行。印出每週行程，包括工作、活動和自我照護，張貼在某個地方以確保自己說到做到。把自我照護放在首位，藉此將提升你的生活品質、避免未來健康出狀況，進而延長壽命。

別讓藉口把你困在疼痛裡！

## 預期自己變得愈來愈好

從我們在第二章裡論及的安慰劑效應中，我們明白了一件事：只要你預期自己會愈來愈好，這就是會發生。反之亦然，如果你預期自己會愈來愈糟，通常這也真的會發生。當你置身疼痛之中時，要相信自己會愈來愈好並不容易。但找到方法建立積極正向的態度，是你能為自己所做最好的事。

對於負向進展的預期會增加疼痛，這個現象稱為反安慰劑

痛覺過敏（nocebo hyperalgesia）。研究已經在神經生物的層次證實了這個效應是如何發生的。腦部影像的研究顯示，當一個人預期某種刺激會產生疼痛時，被稱為內側疼痛系統（medial pain system）的這條疼痛路徑活性就會增加。因此，重要的是要明白，抱持著負向期待意味著的是，你不只會說疼痛惡化了，還會真的經驗到更多的疼痛。

研究者們發現，基於手術前疼痛災難化量表（Pain Catastrophizing Scale）的評估結果，能夠預測哪些病人會經驗到較為嚴重的手術後疼痛。這個量表量測的是病人們對於疼痛有多固著，他們會把疼痛放大到什麼程度，對於疼痛惡化的預期，還有他們的無助感。病人們在手術前愈是以災難化的角度看待疼痛，術後他們所經驗的疼痛也會愈嚴重。

生命一路走來，我們會形成慣性的思考方式，就像形成慣性的站立和活動方式一樣。我們很容易陷在舊的思考模式裡。關於我們如何思考，要獲得客觀的回饋並不容易，理性地聽取回饋、從中學習並做出改變，則又更是困難。但我的一位朋友如是說：「不要全盤相信你所想之事。」你的念頭不一定代表真正的事實。我們都需要保持開放的思考，如此才能學習新事物以獲得新的結果。

習慣讓我們自在，改變已經深度學習的思考和動作模式需要努力與意志。若你發現自己正在對於疼痛產生負向思考，讓自己停下來，並試著以相反的方式思考你的狀況。與其告訴自

己：「我的背痛會愈來愈糟。我永遠不能再去登山了。」不如練習這樣反向思考：「我的背部會愈來愈好！疼痛正在減緩，我很興奮地期待能再次去登山！」

持續的練習，會讓正向思考變得更輕鬆容易，甚至開始成為習慣。記得，正向思考不只會改善態度──還能在神經生理的層次真實地降低你所經驗的疼痛。它還會改變行為：若你認為自己正在進步，你會更勤勉地每天實行自我照護的練習，因為你相信它們是有效的。

## 別期待一夜之間就會改變

人們喜歡相信快速的效果和奇蹟般的療癒。但如果你嘗試過那些保證短時間就有效的飲食或運動計畫，經驗會讓你明白：持久的改變，很難是快速或輕易可得的。當論及脫離疼痛和改變深度習得的動作模式時，更是如此。你花了一輩子形成這些如今造成疼痛的慣性模式，沒道理期待幾天或幾週就要永久地改變這些習慣，而且疼痛就會消失。擁抱這個改變慣性模式的過程，就像是開啟一段不知何時會抵達哪裡的旅程。

與所有的學習一樣，你會從你的付出裡得到收穫。理想的情況是每天用20到30分鐘實行臨床身心練習，多些練習時間也不會有害。要記得的是，習得的動作模式、本體感覺和身體組織改變的速度，都是有極限的。做得更多未必會讓你更快得

到更好的結果。一般來說，慢慢地改變才是最好的。與你的進展有關的是，你如何執行這些練習，以及將練習中所學整合到日常生活裡的能力。

你或許會發現，寫日誌記錄每天的感受是有幫助的。你可以記下當天是否有做臨床身心練習，並且以0到10分的量表記錄疼痛。還可以註記當天有沒有什麼可能影響疼痛的因素，像是從事的活動、睡眠模式和情緒。像這樣的日誌可以幫助你追蹤自己的進展，發現疼痛的模式，並且找出哪些練習和日常自我照護對你最有幫助。

你可以拜訪下方連結，下載一份臨床身心練習追蹤日誌：

www.somaticmovementcenter.com/exercise-tracking-log

請記著，你的進步可能不會是一條直直往上的線。有些日子你會覺得很棒，而也有其他時候你不這麼覺得。可能會有幾個月不痛，而忽然間舊的疼痛又回來，或是冒出個新的。

當你為姿勢和動作做出改變時，即使是為了達到更好的狀態，過程中仍可能產生痠痛或不適，這是因為你正在以一種不熟悉的方式運用身體。改變的歷程往往不是一帆風順，路上你會遇到一些顛簸，但最重要的是，你正在朝向正確的方向前進。

# 別再等待

　　你讓疼痛待得愈久，愈會對身體造成更多傷害，神經系統也會變得更敏感。你能為自己做的最好的事，就是別再只是忙著控制疼痛，找到建設性的方法來處理它吧。別再等待，今天就開始這麼做！

# 第十六章
# 往前邁進

　　改變學習到的動作模式可能還不夠，為了擺脫疼痛，你需要改變自己的態度。你必須期望隨著時間的推移身體會有所改善，而不是認為身體會隨著年齡的增長而逐漸崩壞，你必須了解，終其一生，你都應該能夠體驗自己身體的美好與舒適。

　　接下來，你要對自己的健康負責，並願意從事使你保持健康的行為。許多醫生和患者追求容易的治療法來試圖修復身體，即使該種修復只是暫時的，而且也有副作用，但這種方法跟你自己投入時間和精力來長期維護健康相比「更為輕鬆」。事實上，快速修復或奇蹟治癒的方法非常稀少，你必須學會自己照顧自己的身體，而不只是期待別人為你解決問題，非常不可思議的是，你將體會到「自我照顧」確實能夠逐步改善你的健康。

　　多數人在健康開始出現問題之前，都不曾有心好好照顧自己，大多數疼痛和疾病的狀況都是慢慢累積而來的，等到超過某個臨界點才被診斷出來，然後才開始治療，然而此時，我們的身體已經達到了需要大量時間和治療才得以緩解或消除症狀的程度。

採取預防性且積極主動的方法來維護自己的健康，比起等到壞事發生時要容易得多、輕鬆得多，也更省錢。你一定知道自己需要良好飲食和運動以預防肥胖、糖尿病和心臟病，但實際上你是否真的養成這樣的好習慣？從此時起，你要開始維護自己的感覺運動的覺知，展開臨床身心學的練習，以預防疼痛、反覆的受傷和骨骼肌肉的退化。

　　費.馬.亞歷山大在他的《人類的最高繼承》（Man's Supreme Inheritance）一書中寫道：「人類進步的重大階段是，他從潛意識轉變為有意識地控制自己的意志和身體。」進行臨床身心練習將幫助你重新獲得對身心的自覺控制，讓你有權改變那些使你一直感到疼痛的舊習慣，臨床身心學方法也將成為你的工具，幫助你得以創造新的習慣，使你在運動和所有日常動作中都能表現得更好。

　　如同亞歷山大和漢納一樣，我想像中的理想世界是，與「生活方式」相關的慢性疾病和疼痛將不再困擾我們，病人掌握自己的健康，盡可能地自行恢復健康；人們將自己的幸福放在第一位，而且也預期生活品質會隨著時間的推移而變得愈來愈好。當每個人都對自己的健康負起責任時，我們就往那個理想世界更靠近一步。

　　那個理想世界從今天開始，從現在、就在這裡與你一起開始。學習掌握你的肌肉記憶、改變你的健康狀態，並開始過著最美好的生活。

邀請你馬上開始進行以下練習。

## 臨床身心學練習

建議你下載這份免費的臨床身心練習追蹤紀錄：
www.somaticmovementcenter.com/exercise-tracking-log
把它印出來，放在每天都能看到的地方，提醒自己進行練習，這些練習將幫助你增加對身體的覺察和了解。

此外，它也是很好的工具，協助你每天追蹤疼痛的程度，在你學習舒緩疼痛的同時，你會看到自己的改變，並慶賀自己的成果。

以下是本書隨附臨床身心學中文配音影片課程的完整列表，版權歸屬 The Somatic Movement Center：

1. 使蜷縮姿勢變得直立（11:18）：https://youtu.be/weWXT8PMU2U

2. 放鬆下背肌群、緩解過度前凸、減輕腰椎椎間盤突出症，以及防止下背部痙攣（11:54）：https://youtu.be/eK7J_LoMJdE

3. 減輕原發性脊椎側彎（8:23）：https:// youtu.be/wPxA4l7517U

4. 緩解坐骨神經痛和梨狀肌症候群（16:28）：https://youtu.be/PbWgBBbby0g

5. 緩解胸廓出口症候群（7:24）：https:// youtu.be/UxfDJiwdagg

6. 放鬆髂腰肌（19:02）：https://youtu. be/1E2w9b4qLTA

7. 緩解功能性長短腳（8:23）：https://youtu. be/3vVZLs1sPH8

8. 緩解足底筋膜炎（18:51）：https://youtu. be/PMyq9_kf8lQ

9. 緩解腕隧道症候群（16:29）：https:// youtu.be/grnm97jiqDE

10. 減輕顳顎關節疼痛（19:20）：https:// youtu.be/ZqVRUviwW1g

11. 減輕張力型頭痛（27:56）：https://youtu. be/IOhSXiraaF8

12. 緩解冰凍肩（12:35）： https://youtu.be/ SYjAR9TdbsM

## 如何學得更多

　　我期待你在獲得本書的知識之後，能更進一步學習臨床身心學的動作練習，從而預防、緩解和消除疼痛，並改善你的整體健康，如果你想進行一對一的課程或參加團體課程，請尋找離你最近的臨床身心學或漢納身心學的認證教師。

　　如果你附近沒有認證的教師，我有提供進階臨床身心學自我保健練習的線上課程，這些線上課程透過影片逐一示範、有聲音帶領和文字解說來傳授練習。這些課程是非常好的居家學習方式，它們是你建立常規練習、改善姿勢和動作所需的工具，可以幫助你在往後人生免受疼痛所苦。

　　若想獲得更多的學習和註冊課程，請前往：

www.somaticmovementcenter.com/learn-somatics-exercises

# 臺灣身心動作教育推廣單位

## 北部與宜蘭

- 好時良身 HOUSOMA
  housoma.com/
- 台灣亞歷山大技巧訓練學校 MINDBODY PROGRAM
  www.mindbodyprogram.com/
- 身體學校迴龍店
  www.facebook.com/282891962384285/
- 亞歷山大技巧教室 YTC ALEXANDER TECHNIQUE
  STUDIO
  www.yutingchang.com/
- 易之新的費登奎斯工作室
  feldenkrais-taipei-center.weebly.com/
- 張夢珍肢體運動工作室
  www.facebook.com/116038583114956/
- 臺灣費登奎斯®教育中心 TAIWAN FELDENKRAIS
  CENTER
  www.taiwan-feldenkrais-center.com/

- 馥蘭朵 Dasha SPA
  http://www.volandospringpark.com/spa.php
- 體感連結工坊 MIND BODY CONNECTION
  mingli-ezmove.com/

## 中部

- 台灣空間動力平台 TAIWAN SPACIAL DYNAMICS
  www.facebook.com/TaiwanSpacialDynamics/

## 南部

- 123 舞蹈空間 123 DANCE SPACE
  www.123dance.org.tw/product.html
- 漢納索麥體克斯 HANNA SOMATICS
  w.tw.mawebcenters.com/web180507/

## 花東與離島

- 臺灣身心教育學會[1] Somatic Education Society of Taiwan
  (SEST)
  www.somatics.tw/

＊ 編按：以上資訊以主軸包含身心動作教育、有固定地點、定期開課、
  易搜尋與聯繫者為主，並依地區和筆畫排序。資訊來源為好時良身
  網站，不定期更新資訊：www.housoma.com/soma-edu-map/

---

1 臺灣身心教育學會是亞洲身心學理念重要的奠基者與領航旗手、持續提供相關身
  心教育資源並培育整合多元方法的身心教育工作者。

國家圖書館出版品預行編目（CIP）資料

釋放疼痛：重新訓練你的神經系統,修復身體,克服長期疼
痛的祕方 / 莎拉‧華倫（Sarah Warren）著;楊琢琪,李忻
怡譯. -- 初版. -- 臺北市：商周出版：英屬蓋曼群島商家
庭傳媒股份有限公司城邦分公司發行, 2020.12
　　面;　　公分
譯自：The pain relief secret : how to retrain your nervous
system, heal your body, and overcome chronic pain
ISBN 978-986-477-972-7（平裝）

1.疼痛醫學 2.健康法

415.942                                          109020637

釋放疼痛：重新訓練你的神經系統，療癒身體，克服長期疼痛的祕方
The Pain Relief Secret:
How to Retrain Your Nervous System, Heal Your Body, and Overcome Chronic Pain

| | | |
|---|---|---|
| 作　　　者 | 莎拉・華倫（Sarah Warren） | |
| 譯　　　者 | 楊琢琪、李忻怡 | |
| 中文影片協力 | 李忻怡、范嘉茜、黃淑敏、楊琢琪 | |
| 責 任 編 輯 | 劉憶韶 | |

版　　　權　黃淑敏、吳亭儀
行 銷 業 務　王瑜、賴晏汝、周佑潔、周丹蘋
總 編 輯　劉憶韶
總 經 理　彭之琬
事業群總經理　黃淑貞
發 行 人　何飛鵬
法 律 顧 問　元禾法律事務所 王子文律師
出　　　版　商周出版 台北市104民生東路二段141號9樓
　　　　　　電話：（02）25007008 傳真：（02）25007759
　　　　　　Email：bwp.service@cite.com.tw
發　　　行　英屬蓋曼群島商家庭傳媒股份有限公司城邦分公司
　　　　　　台北市中山區民生東路二段141號2樓
　　　　　　書虫客服服務專線：02-25007718 02-25007719
　　　　　　24小時傳真專線：02-25001990 02-25001991
　　　　　　服務時間：週一至週五 9:30-12:00 13:30-17:00
　　　　　　劃撥帳號：19863813 戶名：書虫股份有限公司
　　　　　　讀者服務信箱Email：service@readingclub.com.tw
香 港 發 行 所　城邦（香港）出版集團有限公司 香港灣仔駱克道193號東超商業中心1樓
　　　　　　Email：hkcite@biznetvigator.com
　　　　　　電話：（852）25086231 傳真：（852）25789337
馬 新 發 行 所　城邦（馬新）出版集團 Cite（M）Sdn Bhd
　　　　　　41, Jalan Radin Anum, Bandar Baru Sri Petaling, 57000 Kuala Lumpur, Malaysia.
　　　　　　Tel：（603）90578822 Fax：（603）90576622 Email：cite@cite.com.my

設　　　計　廖韡
排　　　版　黃雅藍
印　　　刷　卡樂彩色製版印刷有限公司
總 經 銷　聯合發行股份有限公司 新北市231新店區寶橋路235巷6弄6號2樓

2021年2月3日初版
2024年1月11日初版2.8刷
定價420元

著作權所有，翻印必究 ISBN 978-986-477-972-7